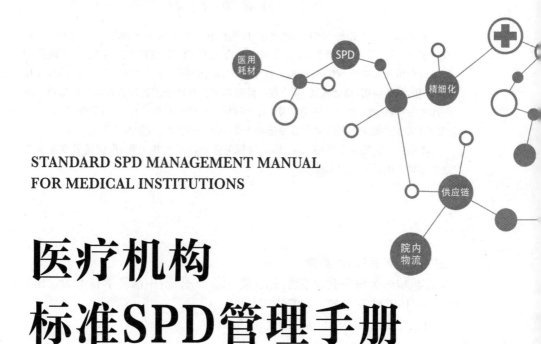

STANDARD SPD MANAGEMENT MANUAL
FOR MEDICAL INSTITUTIONS

医疗机构
标准SPD管理手册

主　编　陈玉俊

副主编　王　涛　胡华青

编　委　李　萍　童贵显　刘　丹　杨　栋
　　　　房　坤　吕红伟　慈云飞　董旭强

U0190026

中国科学技术大学出版社

内 容 简 介

本书基于医用耗材 SPD 管理理念,以中国科学技术大学附属第一医院十余年的 SPD 实施与运营经验为背景,结合全国多家公立医疗机构 SPD 实践经验,从医院供应链管理视角深入剖析 SPD 管理模式在中心库、临床科室、手术室、检验科、门诊以及医技部门的具体应用,全面阐述 SPD 在医院院内物流各环节的管理流程与操作标准。本书作为医疗机构标准 SPD 管理手册,对于指导医疗机构有效实施 SPD 管理策略、提高国内医用耗材精细化管理水平以及推动 SPD 标准化建设与发展具有重要意义。

本书适合医院医工管理人员、供应链服务企业以及生物工程、供应链管理相关专业本专科生以及研究生阅读参考。

图书在版编目(CIP)数据

医疗机构标准 SPD 管理手册/陈玉俊主编. -- 合肥:中国科学技术大学出版社,2024.8. -- ISBN 978-7-312-05976-6

Ⅰ. R197.39

中国国家版本馆 CIP 数据核字第 2024LB9181 号

医疗机构标准 SPD 管理手册

YILIAO JIGOU BIAOZHUN SPD GUANLI SHOUCE

出版 中国科学技术大学出版社
安徽省合肥市金寨路 96 号,230026
http://press.ustc.edu.cn
https://zgkxjsdxcbs.tmall.com
印刷 安徽省瑞隆印务有限公司
发行 中国科学技术大学出版社
开本 710 mm×1000 mm　1/16
印张 11.25
字数 233 千
版次 2024 年 8 月第 1 版
印次 2024 年 8 月第 1 次印刷
定价 60.00 元

前　言

　　随着医疗卫生事业和临床诊疗技术的飞速进步,医用耗材的种类越来越多,使用范围越来越广,在促进临床诊疗水平提升的同时,也为医院管理者带来了成本、效率、风险等诸多难题。而随着医改政策的持续深入,国内医疗机构不断探寻更科学的医用耗材管理模式,"零加成""两票制""集中带量采购"等耗材管控政策文件相继出台,倒逼医院管理思路由"粗放"模式向"精益"模式转变。在此背景下,顺应国家政策、满足医疗机构管理需求的 SPD 管理模式兴起,并逐渐引起关注。

　　医疗结构 SPD 智慧物流服务模式是一种以保证医疗机构内医用物资质量安全、满足临床需求为宗旨,以信息系统和智能硬件为支撑,以环节专业化运营管理为手段,强化医院医用物资管理部门的全程监管,以协调外部与内部需求为主导,对全院医用物资在院内的供应(S)、加工(P)、配送(D)等物流的一元化运营服务模式。SPD 模式综合考虑了医用耗材在医院中各管理环节的特点、运作规律及其相互联系,通过整合内外供应链资源,充分利用供应链协同优化的优势,对医用耗材实行统筹管理,实现管理效能的提升。自 2013 年中国科学技术大学附属第一医院进行 SPD 实践开始,经过十余年的发展,逐渐演变出不同版本和形式。全国几百家医院基于自身对于 SPD 的理解开展了积极有益的探索,但目前行业内暂时没有统一的标准化操作指导手册,医疗机构和供应商在实际操作中缺乏专业化指导。SPD 模式也在实际运营中不断改进和优化,十多年的发展成果需要进行系统性沉淀,为医疗机构和供应商提供 SPD 操作标准,并在过程中不断推动 SPD 模式向前发展。本着提高国内医用耗材精细化管理水平、推动 SPD 标准化建设与发展的目的,编者团队梳理中国科学技术大学附属第一医院十余年的 SPD 实施与运营经验，编写了这本《医疗机构标准SPD管理手册》，希望为正在建设或想要引入SPD的医疗机构提供操作指南。

　　本书立足于医用耗材SPD管理理念，基于医院各级科室实际管理需求，从医院供应链管理视角全面阐述了医用耗材SPD管理模式在各科室的操作标准。全书共分8章：第一章主要对SPD管理发展历程和涉及的相关术语进行阐释；第二章至第七章是本书的核心内容，分别介绍了医院中心库、临床科室、手术室、检验科、门诊以及医技部门在SPD模式下的具体操作，主要包括管理目标、内容与方法，SPD操作流程与操作标准，规范与制度等内容；第八章分别从物流各环节、医院主要科室两方面对SPD实际效果进行阐述，并从医院与供应商层面对SPD应用效果和意义进行总结。

编　者

2024 年 4 月

目　录

第一章　SPD　概　述

第一节　SPD　通　识

一、SPD 发展历程

（一）SPD 起源

医用耗材 SPD 管理模式雏形出现于 20 世纪 60 年代，美国医疗咨询公司的 Gordon A. Friesen 针对医院经营过程中出现的危机，提出了"物资购入、灭菌消毒产品等医院流通产品的供给管理和一体化"的构想计划。该构想主要是希望将原来由多个物品管理部门负责的采购管理、库存管理、配送管理和消耗管理等工作在信息一元化支持下进行统筹规划，减轻管理部门业务负担，提高物流效率，降低管理成本，使各个部门能够专心于自己的本职工作，进一步提高临床医疗服务质量。SPD 供应链管理理论开始显现雏形。

（二）SPD 国外发展历程

20 世纪 80 年代，SPD 概念传入日本。受丰田汽车 JIT（Just in Time）生产方式启发，与日本本土的管理方式（看板管理 TPS）相结合，为了提高医院效率，降低整体供应链运营成本，SPD 供应链管理模式迅速被应用到医疗领域，并基于此形成了初步的 SPD 管理模式概念，即通过借助信息化系统对医用物资的采购、使用、回收和配送等过程采用一元化的管理模式。日本东京大学附属医院在应用过程中率先采取第三方物流服务的集中配送来解决耗材在院内流通效率低、人力物力占用过多的问题，通过将耗材管理委托给专业的 SPD 公司，促进医务人员把精力更多地集中到本职业务上去。

1999 年，日本 SPD 研究会成立，日本 SPD 行业走向成熟，逐渐形成了一个以专业 SPD 运营商为主导的标准化模式，并反过来推动了日本医药物流的标准化进程,形成了"院外供给+院内物流+社会资源"的标准化医疗机构管理模式,节约了社会医疗资源。

2001年前后,法国学者Aptel和Pourjalali分析比较了美国和法国大型医院在医用物资管理模式中的差异和原因,发现医院库存管理和医院与供应商的伙伴关系是导致差异存在的主要原因,并提倡将JIT采购应用在医院物资管理中。

2012年左右,学者Bhakoo等人针对澳大利亚的医院提出了综合性医院物资管理模式,以管理数据和任务为手段处理从患者需求发起到物资最终消耗的全程式管理模式,可有效降低医疗成本和提高医疗服务质量;Kafetzidakis和Mihiotis针对希腊大量医院由于医用物资短缺而倒闭的问题进行了调查,从配送流程、采购策略、库存管理以及信息系统管理等方面进行了分析和优化;Pan和Pokharel调查发现新加坡大多医院普遍采取信息技术和第三方物流外包等方式提高物流管理水平。

(三)SPD国内发展历程

1. SPD模式国内研究

作为一种新型物资管理模式,SPD管理模式的概念于2011年被引入中国,经过国内学者不断研究与我国医疗机构多年的发展和实际应用,SPD在国内逐渐发展起来,成为医用物资管理的一种精细化管理方式。

2011年,温艳提出了基于供应链的医院医用物资集成化管理模式,从医院物资物流过程再造、医院物资物流过程评价和医院与供应商战略联盟三个方面对医院物资管理进行深入研究,实现了医院物资管理流程的优化和采购与管理成本的降低。

2016年,孙涛针对医院药品管理,提出了医院药品一体化管理模式,并将包括院内药品物流系统、药品信息安全系统、门急诊/病区自动发药系统以及药品冷链管理系统在内的五个信息系统模块的协同服务平台应用在该模式中,实现了院内药品的高效流通和运营成本的降低。

2016年,屠庆对医院医用耗材的采购、库存、推送和使用等环节实行一体化管理,使得各护理单元库房中医用耗材库存量大幅度减少,耗材的申请领取次数降低,护理人员花费在耗材管理上的时间减少,实现了医用耗材的在医院流动的全程追溯。

2. SPD模式国内演变

SPD模式在国内的最初形态是2010年前后上海市第一人民医院所实践的卡片+外部供应链管理模式;2013年,中国科学技术大学附属第一医院赴日对SPD模式进行了深入学习和了解,在安徽省最早推行医改政策和执行效果最好的优良土壤里,诞生了以软件和部分智能硬件为基础的第三方SPD服务模式;2019年,浙江大学医学院附属第一医院以全面应用物联网、机器人、人工智能、大数据、图像识别为核心要素,正式开始了全面智能化的 SPD 模式;在此期间,中南大学湘雅医院、中南大学湘雅二医院、中南大学湘雅三医院、上海市第一人民医院、广西医科大学第一附属医院等国内知名医院也跟随中国科学技术大学附属第一医院的脚步进行了相关 SPD 的探索和实践。

3. SPD 业务模式

SPD 模式是一种以保证院内医用物资质量安全、满足临床需求为宗旨,以信息系统和智能硬件为支撑,以环节专业化运营管理为手段,强化医院医用物资管理部门的全程监管,协调外部与内部需求为主导,针对全院医用物资在院内的供应、加工、配送等物流的一元化运营服务模式。

随着社会化改革的持续推动,近年来我国的 SPD 业务发展迅速,突显出成长性、渗透性和典型性特点,以安徽、江苏、浙江、山东等 SPD 市场火热的省份为例,SPD 模式目前正逐步推广至全国。目前,SPD 逐步演变出商业公司集配模式、商业公司服务模式与纯第三方服务模式,三种 SPD 模式各有特点,不同级别和规模的医院会根据自己的需要进行选择。总体来说,我国的 SPD 行业目前仍在摸索中前进,但是随着社会分工日益专业化、精细化、纵深化,结合 SPD 模式当前发展特点,参考日本 SPD 模式的发展轨迹,国内医用耗材 SPD 主流模式正逐渐走向以专业 SPD 运营服务商为主导的第三方服务模式。

二、相关术语

中心库　一级库房,主要用于医用耗材的备货、院内库存周转以及耗材的定数加工,如手术套包、定数包的加工。

二级库　指科室库,用于短期存放及周转科室所需的耗材。

二级库　指科室用来存放纳入二级库追溯管理的医用耗材的地方,或临床科室用于存放从二级库扫码消耗后拆零耗材的地方,如诊疗室、换药室、护理车等区域。

定数包　根据科室正常的使用量设定的数量相对确定的包装单位。

标准套包　将在手术室二级库消耗后的耗材按照手术类型定数、定量打包在一起形成的手术耗材套包。

手术材料包　在结合标准套包的基础上,根据手术排程提前将手术所需要的材料按台次进行拣货加工,放入指定的材料篮内形成手术材料包。

补货点　库房耗材库存减少至需要补货的数量节点。

最大库存量　一般是指保证医院/科室日常需求的医用耗材最高库存量。

安全库存　为应对未来物资供应或需求的不确定性因素而准备的缓冲库存。

扫码消耗　指科室库取用耗材时进行的扫描条码操作,耗材经过扫码消耗,物权由供应商转移至医院。

波次管理 SPD模式中的波次是指将不同科室的补货任务汇总在一起,以批次为单位进行的分拣作业。波次管理的内容主要包括波次策略与波次排程、波次运行及释放等。

主动推送管理 指在实时监测科室库存水平的基础上,统筹考虑科室库存量和历史消耗量以确定合理的补货量,根据使用科室耗材的实际使用特点,完成医用耗材的拣货并加工成定数包,再推送至相应科室。

定制配送管理 根据手术排程,将手术耗材加工成术式套包或组套,从手术室库房配送至相应术间。

组套管理 是指为方便手术医生在术前申领,按照生产厂家、供应商、用途、品牌、手术名称等筛选条件,将非备货类耗材组合成套进行采购的管理方式。

追溯管理 医用耗材追溯包含物的追溯、人的追溯、发票的追溯等多层含义:物的追溯主要指医用耗材的产品名称、规格型号、产品注册证号、批号、数量等物理属性信息的追溯;人的追溯指患者、病历、供应商、手术医师、器械护士等人员信息的追溯;发票的追溯主要指发票真伪、发票明细、患者收费情况等信息的追溯。

第二节 SPD 管理体系

一、SPD 管理体系架构

SPD管理体系主要包含SPD信息系统、SPD智能硬件及SPD运营服务三大模块,在完善软硬件设施、提高信息化水平以及人员专业性的基础上,使SPD模式成为医疗机构医用耗材精细化管理的助推器。

二、SPD 管理体系内容

(一)SPD 信息系统

SPD管理模式信息系统是实现医用耗材SPD管理模式的标准和基础,主要包括数据类系统、管理类系统、决策分析类系统、硬件配套系统和通知服务系统五大类。

1. 数据类系统

(1)主数据系统

主数据指各信息系统间共同使用的、可共享的数据,如供应商信息、耗材品种信息、价格信息等。与波动较大的业务数据相比,主数据的内容相对稳定。主数据系统是运用数据集成引擎将院内所有医用耗材数据整合而成的数据字典,供其他信息系统调用和提取的数据集成系统。主数据系统通过数据集成引擎实时和异步处理方式,对院内基础数据统一管理、统一维护、统一调用,保障数据一致性、集成化、标准化和规范化,实现各信息系统间的数据同步与互动,提高医用耗材管理和作业效率。

（2）数据服务系统

数据服务系统（Data Server System,DSS）主要包括以下 4 项功能:

① HIS 高值耗材条码校验功能,即提供 Web Service 接口,使 DLL（Dynamic Link Library,动态链接库）程序可被 HIS 系统直接调用,同时提供高值耗材医嘱收费同步接口,接受 HIS 医嘱收费时传递过来的相关信息,存储并同步写入院内物流精益化管理系统中;

② 二级库（科室库、手术室、供应室等）补货智能分析功能,具有自动补货功能和进行补货周期的设置;

③ 中心库库存智能分析功能,具有自动采购功能和进行采购周期的设置;

④ 各系统业务活动状态监管功能,具有消息通知、信息获取、制作与提交等其他功能。

（3）资质证照管理系统

资质证照管理系统是为了及时高效地搜集、更新、审核医用耗材相关资质,减少证照管理的工作量,实现资质证照信息化、安全化、规范化管理而开发的信息系统。资质证照管理系统主要包含证照上传、证照审核、证照查询、证照效期预警四大功能模块。

资质证照管理系统利用信息化手段,将资质证照文件由纸质材料转为数字化信息进行线上管理,以医用耗材为主线,建立生产厂家、代理商、配送商等授权链路关系,与院内医用耗材管理系统联动,实时调取电子证照辅助医用耗材的入库验收。

2. 管理类系统

（1）院内物流精益化管理系统

院内物流精益化管理系统包括基础资料、系统管理、查询总汇、中心库管理、手术室管理、科室库管理、供应室管理以及财务管理 8 个功能模块（图 1.1）。其中,基础资料模块中有院区设置、物资档案管理、供应商档案管理等功能;中心库管理模块中有赋码、验收、入库上架、波次管理、拣货管理、定数包加工管理、配送管理等功能;科室库管理模块中有库位管理、科室上架管理、科室消耗管理、库存管理等功能。

院内物流精益化管理系统通过与院内 HIS 系统的对接,实现了高、低值耗材的库存实时监测和全流程追溯管理,可确保耗材使用的安全性,有效提升了医院的医用耗材库存的科学化管理水平。

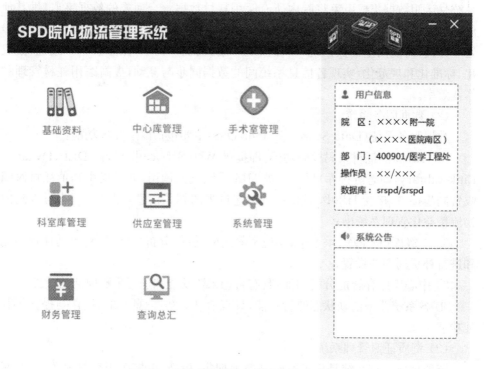

图 1.1　院内物流精益化管理系统功能界面

（2）供应采购协同商务平台

供应采购协同商务平台,简称供采平台,是供应商和医院在线处理采购和订单业务的信息系统,可以进行订单管理、手术订单管理、查询分析、结算管理、组套管理、报警统计分析、基础资料以及系统管理8个管理模块,如图1.2所示,可实现订单接收确认、配送单制作和打印、结算单接收和制作以及采购计划的审批等功能。

供采平台通过线上联动线下提高了医用耗材采购的效率和规范性,通过订单全程追溯提升了采购订单的响应速度。

3. 决策分析类系统

（1）BI智能报表系统

BI（Business Intelligence）智能报表系统是以数据仓库为核心,运用统计分析、数据挖掘等技术对基础业务数据进行处理,提供图形化界面直观展示医用耗材使用相关数据,以辅助医院进行管理决策的信息系统。该系统通过医院分析模型、科室分析模型、病种术式分析模型和耗材分析模型,对耗占比指标、重点耗材使用、重点术式开展、用械安全等方面进行分析与管理,如图1.3所示。

（2）供应商评价系统

供应商评价系统通过统计运用供应商的质量（退货率）、服务（供应品种数和到货及时性)、交货(验收效率)、信誉(质量保证体系、总销售额、注册资金)以及地域维度(与医院距离)等指标,采用权值设置的方式构建评价模型,实现对供应商的定量评价,为医院考核、选择和变更供应商提供科学依据。

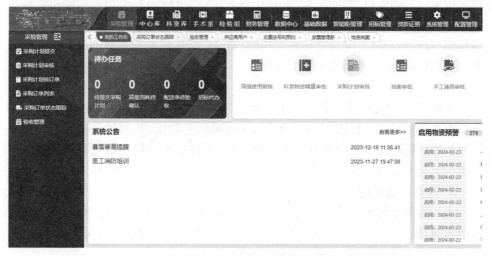

图 1.2 供应采购协同商务平台

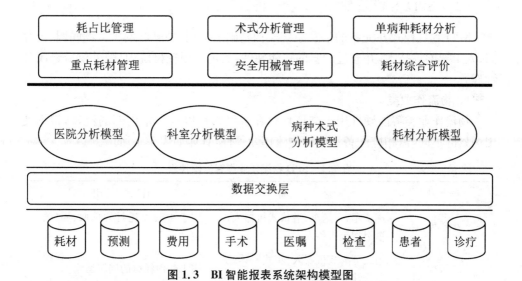

图 1.3 BI智能报表系统架构模型图

(3)使用评价系统

使用评价系统通过产品问题上报、不良事件上报、问题处理跟踪等功能,对医用耗材使用的安全性、规范性、合理性进行评价和反馈,协助医院构建耗材使用风险监测体系,提升医用耗材临床使用质量,保障患者的安全与利益。

4．硬件配套系统

（1）智能柜管理系统

医用耗材智能存储柜是用于医院高值耗材智能化管理的硬件设备。智能柜管理系统包括基础资料、智能柜管理、加工管理、查询分析四大模块。智能柜管理系统运用RFID传感器技术实时采集医用耗材的动态存储信息，可实现智能识别、智能存储、自动控制与自动补货报警等功能；通过对接医院收费系统动态调整库存误差数据，以提高医用耗材监测数据准确性。

（2）手持终端系统

手持终端系统是用于读取院内各级库房医用耗材条码信息的设备，在院内辅助实现医用耗材的库位识别、上架确认、消耗确认等功能，如利用手持终端在中心库扫描库位条码实现医用耗材的上架和分拣，在科室库扫描定数包条码实现医用耗材的上架和消耗确认。

5．通知服务系统

通知服务系统将订单进度通过短信和微信等方式传递至供应商或医院，加快订单响应，提高信息传递效率。通知服务系统包括四个主要功能：采购订单通知；证照效期报警通知；到货验收交接完成通知；结算开票通知。

（二）SPD智能硬件

SPD管理模式在完备的信息系统架构基础上应用了"互联网＋"、物联网、云存储、人工智能等技术，并通过配套的智能硬件，实现医用耗材院内、院外供应链闭环管理。

1．物流作业类

物流作业类智能硬件用于支持耗材在各级库房以及科室内部的流转，根据使用场景的不同，需相应配备不同的物流作业硬件，具体如表1.1所示。

表1.1　SPD物流作业类智能硬件表

场　景	设　　备	作　　用
中心库	拣货车、下送车、潜伏式机器人、牵引物流机器人	用于中心库耗材的拣取、周转、运输
二级库	箱式分离式机器人、箱式一体机器人、院内物流机器人	用于院内耗材的周转运输
手术室	术间机器人、手术室一体化推车	用于手术室库房至术间的耗材周转运输

2．电子智能类

电子智能类智能硬件主要应用于耗材验收、存储及消耗等环节，以提升耗材管理运作效率，根据实际使用需求需配备不同的智能设备，具体如表1.2所示。

表 1.2　SPD 电子智能类硬件

类　型	设　　备	作　　用
耗材验收	赋码机器人、自助赋码一体机、骨钉验收一体机	用于耗材入库前的验收工作,通过赋码等操作实现耗材在院内的全流程监管
耗材存储	智能屋、智能墙、智能柜、冷藏智能柜、重力感应智能货架、指纹权限柜	用于高(低)值耗材、检验试剂等耗材的存储,自动感应、自动识别,实现耗材的智能化存储管理
耗材消耗	PDA 扫码终端、扫码一体机、扫码枪、便携式可穿戴设备	用于耗材的扫码消耗、计费,记录耗材在院内的流转

（三）SPD 运营服务

SPD 运营服务建立在信息系统和智能硬件建设的基础上,通过构建 SPD 运营服务模式,配备 SPD 第三方运营服务团队,制定相关 SPD 管理制度,从而建立院内外协作机制,提升医用耗材管理的专业性和规范性,保障医用耗材的管理流程和管理秩序。

SPD 管理模式在信息系统和智能硬件建设的基础上引入供应链服务体系,医院、供应商与 SPD 服务商通过建立协作机制,在耗材管理相关制度的规范下,保障医用耗材的管理流程和管理秩序。

1. 运营服务模式

（1）运行模式

SPD 运营服务模式涉及医院、供应商、SPD 服务商三方关系:供应商按照医院需求进行耗材供应;SPD 服务商承担医院 SPD 建设所需要的软件、硬件和运营人员并派驻院内物流服务人员;医院向 SPD 服务商提供场地支持并进行重要节点把控,如图 1.4 所示。

SPD 运行模式涉及医用耗材供应商、医院耗材管理部门和使用科室三方之间的协作。医用耗材供应商线上接收确认医院的耗材需求订单,制作配送单并进行配货;供应商将耗材送至医院,验收人员进行耗材扫码验收、上架入库。当获取院内消耗点(病区、门诊、手术室等)的补货需求信息时,系统自动生成注有待补货耗材种类、规格、数量等信息的拣货标签,中心库管理人员依次完成耗材的分拣和定数加工。完成加工的耗材定数包由专人定期推送到院内各消耗点,当耗材定数包上的条码在使用部门被扫描(表示已被消耗)后,医院根据系统获取的定数包消耗数量与供应商进行结算,如图 1.5 所示。

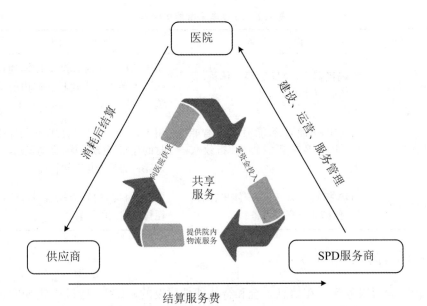

图 1.4　SPD 运营服务模式的三方关系

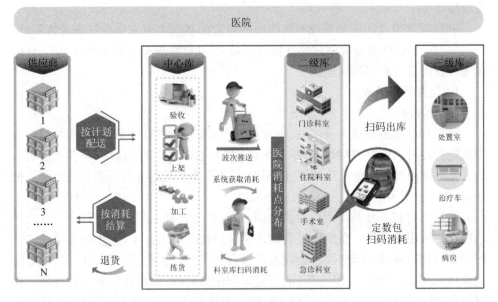

图 1.5　SPD 运行模式

（2）管理流程

医用耗材 SPD 管理模式围绕供应（S）、加工（P）、配送（D）三个环节,对医用耗材的物流、资金流和信息流实行集成管理。在供应管理方面,分别采取了耗材分类、供应商评价、供应商整合和耗材在线采购四项措施促进医用耗材采购和供应业务的线上集中处理。在库存及加工管理方面,通过建立耗材中心库、定数包加工、条码管理和库存控制四项优化措施实现医用耗材的全程追溯和精确管理。在院内配送方面,运用了消耗监测、主动推送和定制配取等方式提高院内耗材配送的及时性和准确性。

基于 SPD 运行服务模式,目前逐渐形成包括中心库、临床科室库、手术室库房、检验科库房、门诊库、医技库等 SPD 库房的医用耗材管理标准化流程。

2. 运营服务团队

SPD 运行模式下,SPD 服务商提供信息系统和智能硬件建设,为保障模式运行需要配置 SPD 第三方运营服务团队,主要负责项目实施、项目运营、软硬件维护等工作,如表 1.3 所示。

表 1.3　SPD 运营服务团队角色岗位及分工

角　色	岗　位	分　工
项目管理人员	服务总监	项目运营服务工作的执行、监督、指导、管理等
	服务经理	运营服务管理工作以及项目实施工作
中心库人员	中心库主管	组织开展 SPD 中心库的日常服务工作
	事务员	对接科室应急物资补货需求、科室库配套表的调整工作、协调服务人员解决医护人员提出的相关疑问
	采购员	处理供采平台日常事务,及时提交中心库采购计划和科室直供采购计划
	协验员	协助验收医护人员按照验收操作流程规范完成医用物资实物验收管理工作
	上架员	验收合格的整件耗材的上架入库
	预加工员	根据系统指示,及时完成整件拆零和定数包加工工作,保证拆零库的库存
	拣货员	根据系统指示,及时完成拣货工作
	加工员	完成耗材的加工工作
	复核员	核对拣货单任务、拣货品种,核对拣货品种、数量和拣货品种、规格、型号以确保无误
科室库人员	推送员	科室的补货推送
	科室上架员	科室库物资的上架工作

角 色	岗 位	分 工
手术室人员	手术室主管	组织开展手术室的日常服务工作
	拣货加工员	术式套包、标准包的备货加工工作
	术间推送员	手术材料复核工作、负责手术材料推送工作、负责术间备货、耗材补货工作
	回库登记员	手术材料回库复核登记工作
	二级库管理员	拆零耗材的补货工作
检验试剂人员	检验试剂主管	组织开展检验试剂组的日常服务工作
	检验试剂专员	对到货试剂复验、负责跟进系统采购计划、负责日常事务的处理及跟进

3. SPD 管理制度

为保证 SPD 模式平稳运行，规范各流程节点操作准则，提升 SPD 运营服务人员服务质量，实现耗材的安全供，需要建立完善相关 SPD 库房管理制度，包含 SPD 中心库管理规范、SPD 科室二级库管理规范、SPD 手术室库房管理规范、SPD 三级库管理规范等各级库房管理规范制度。随着对 SPD 模式研究的不断深入和 SPD 实践的不断发展，相关管理制度还在持续完善。

第二章 中心库管理

为满足临床医疗活动对医用耗材的需求,医院一般要存储一定数量、不同类型和规格的医用耗材。SPD模式下,设立SPD中心库为一级库房,用于耗材备货及院内库存周转。随着SPD管理模式的发展,单体医院院内库SPD模式已经拓展至区域型院外库SPD管理模式。无论是院内库模式下的中心库,还是院外库模式下的中心仓,都属于医用耗材的一级库房,其库房环境建设所涉及的区域规划原则、硬件设备部署及管理规范基本一致。

第一节 管理目标、内容与方法

一、管理目标

SPD一级库的管理是SPD模式下医院内耗材管理的核心组成部分,对SPD一级库的有效管理是保证SPD模式正常运转的重点工作之一,其管理目标是建立和维持一套健康、高效、准确、兼容性好、可持续、响应及时、高信息化、高精细化和客制化的医疗耗材仓库管理体系,为行业提供管理范本和标准,为客户提供专业化服务。

二、管理内容

与一般医疗行业仓库管理内容不同,SPD一级库管理内容不仅涵盖一般医疗行业的仓库管理内容,还有服务于SPD系统的信息化管理内容以及根据医院实际情况、法律法规要求的制度性管理内容。

其主要管理内容包括:库区环境管理、库区设备管理、库区人员管理和库区制度管理。

三、管理方法

（一）区域规划

SPD模式对中心库实行分区管理，根据活动属性将库房分为工作区与生活区，工作区用于存储医用耗材及日常工作办公；生活区用于员工的就餐、饮水、休息等活动，同时个人物品只能存放于该区域，如图2.1所示。

1. 工作区

一般情况下，工作区分为整件区、拆零区和办公区。其中，整件区与拆零区库房分配比例为1∶1，可视医院实际情况进行调整，不同体量的医院中心库库房面积参考表2.1所示标准。

表2.1　不同体量医院中心库规划面积参考

医院分类	耗材体量（m³）	整件区＋拆零区总面积（m²）
普通二级医院	约 1.0×10^9	200～300
普通三级医院	约 3.0×10^9	300～500
大型三级医院	$7.0 \times 10^9 \sim 2.0 \times 10^{10}$	500～1 000

按照医疗器械监督管理条例相关规定，医用耗材依次分为一类医疗耗材、二类医疗耗材、三类医疗耗材。在SPD中心库模式下，整件区与拆零区需悬挂对应的医疗器械分类标识，如图2.2所示。

（1）整件区

① 按功能划分：

为有效控制耗材储存质量，整件区按耗材在库质量状态进一步分区，实行色标管理。SPD模式下，结合医院库房管理实际需求，在常见的"三色五区"库房划分基础上进行功能丰富和完善，划分为赋码区、待验收区、验收区、中转区、合格品区、退货区、不合格区、拆包区，如图2.3所示。

整件区各功能分区及用途如表2.2所示。

② 按储存环境划分：

根据储存环境要求，整件区划分为常温区、阴凉区、冷藏区及冷冻区，对应各区域温、湿度要求，需配置不同硬件设备来满足储存条件。

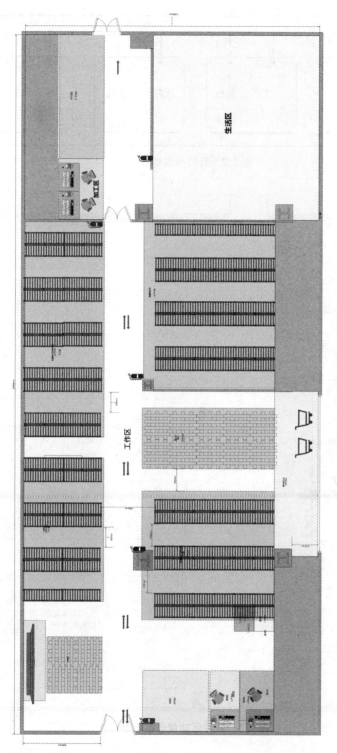

图 2.1 中心库分区示意图

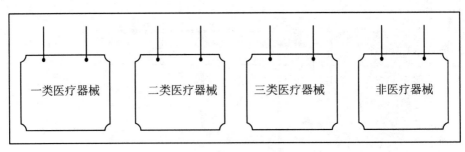

图 2.2　耗材分类标识

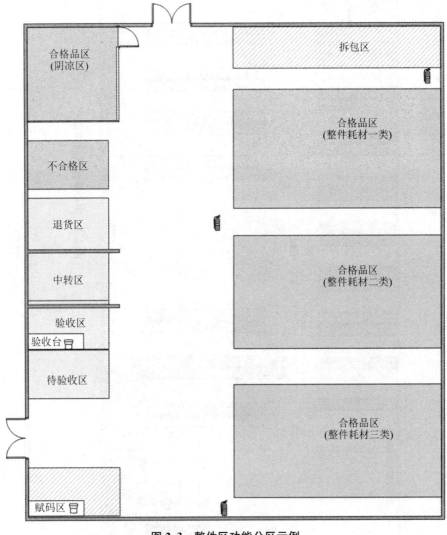

图 2.3　整件区功能分区示例

表 2.2　整件区各功能分区及用途

名　称	用　途
赋码区	为供应商提供耗材赋码的区域
待验收区	存放配送至中心库待验收耗材的区域
验收区	验收耗材的区域
中转区	暂存即将出库至科室库耗材的区域
合格品区	存储整件合格耗材的区域
退货区	存放验收不合格、发生质量问题及供应商变更、停用,需及时办理退货的耗材的区域
不合格区	存放验收及储存消耗过程中发现的不合格耗材的区域
拆包区	拆包整件耗材的区域

a. 常温区:温度为 0～30 ℃,相对湿度保持在 45%～75%之间,用于储存要求常温存放的耗材。

b. 阴凉区:温度不高于 20 ℃,相对湿度保持在 45%～75%之间,针对阴凉区温度要求,可以采用空调调节。

c 冷藏区:温度为 2～8 ℃,须配有自动监测、记录、显示温度状况和自动报警的设备,根据冷藏耗材品种、数量,多采用冰箱进行储存。

d 冷冻区:温度为 －25～－15 ℃,相对湿度保持在 45%～75%之间,用于存放特殊试剂,需要做整体的冻库改造。

(2) 拆零区

① 按功能划分:

根据耗材在库质量及功能属性,可分为合格品区、加工区、待下送区、退货区、高值耗材区、作业工具存放区,如图 2.4 所示。

拆零区各功能分区及用途见表 2.3。

表 2.3　拆零区各功能分区及用途

名　称	用　途
合格品区	存放低值耗材定数包的区域
高值耗材区	存放高值耗材的区域
待加工区	存放需要加工成定数包的耗材的区域
加工区	进行加工定数包、粘贴定数包条码、复核、装箱等工作的区域
待下送区	存放拣货、加工、装箱完成的耗材的区域
作业工具存放区	存放 PDA、推送箱、下送车等作业工具的区域
退货区	存放退回给供应商的耗材的区域

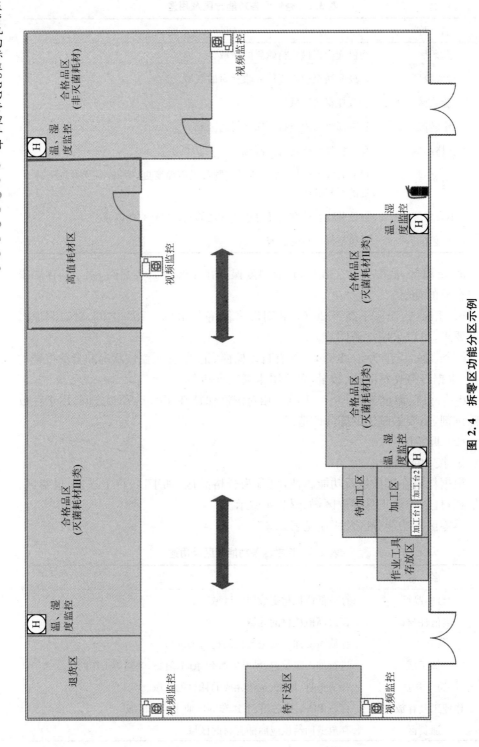

图2.4 拆零区功能分区示例

② 按储存环境划分：

拆零区与整件区相似，按储存环境同样分为常温区、阴凉区、冷藏区与冷冻区，对应各区域温、湿度要求，配置不同硬件设备来满足储存条件。

2. 办公区

SPD 中心库工作区内设有专门的办公区，以满足日常办公需求，非库房人员不得进入。办公区包括会议室、材料区及日常办公区域，并配备会议桌、投影仪、办公桌椅、文件柜（用于单据存放）等设备，如图 2.5 所示。

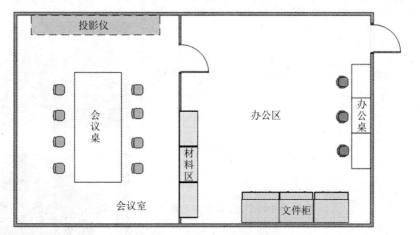

图 2.5　办公区规划示例

3. 生活区

SPD 中心库需设置专门的生活区，与工作区隔离。生活区包括更衣室、饮食区及休息室，配备更衣柜、生活电器及休息桌椅等设备，如图 2.6 所示。

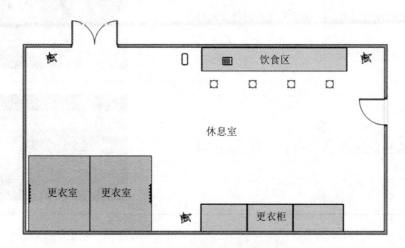

图 2.6　生活区规划示例

（二）设备要求

1. 硬件配置

为满足库房耗材摆放、存储、监管以及出入库管理需求，SPD中心库需部署相关硬件设备，提供物流作业必需的物理环境，具体内容如表2.4所示。

表2.4　中心库硬件设备表

硬件设施	用　　途	图　　示
地托	存放箱体较大、件数较多的耗材	
货架	存放箱体较小、件数较少的耗材	
带磁吸库位隔板	用于隔开不同种类耗材	
带磁吸库位标签	用于区分不同种类耗材	

硬件设施	用　　途	图　　示
空调	调节温度	
抽湿机	调节湿度	
厢式货车	用于从院外仓向院内周转仓配送	
液压车	用于转运整托耗材	
等离子消毒机	日常杀菌	

第二章　中心库管理

医疗机构标准SPD管理手册

硬件设施	用　　途	图　　示
紫外线灯	日常杀菌	
温、湿度记录仪	记录库房温度及湿度变化	
灭火器	用于消防	
监控	用于库房监控管理	
拣货车	用于中心库物资拣取	

硬件设施	用　　　途	图　　　示
下送车	用于物资周转、运输	
PDA	用于扫描物资标签	
一体机	用于安装 SPD 系统并实时操作	
A4 打印机	用于协助供应商打印配送单以及送到科室的推送单据	
标签打印机	用于打印赋码标签	

第二章　中心库管理

续表

硬件设施	用　　　途	图　　　示
控制看板	用于显示耗材信息	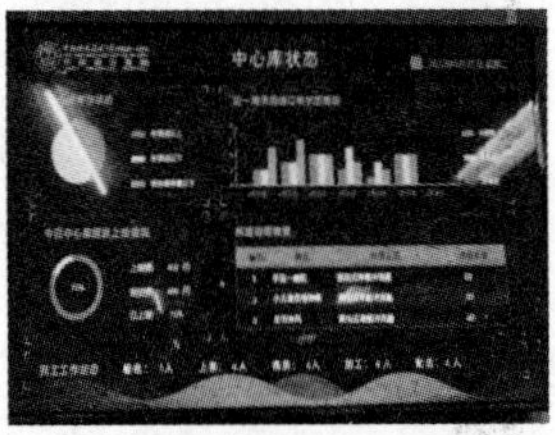

2. 信息化配置

SPD模式下的物流作业应在稳定的网络环境下进行,SPD中心库需部署覆盖整个库房的院内无线网络,并进行相应的信息化系统内容建设,如表2.5所示。

表2.5　中心库信息环境建设

建设内容	建设作用
网络环境	架设、部署覆盖整个科室库房的无线网络,为库房的日常作业提供网络环境
信息系统	部署SPD院内物流管理系统,并设置中心库的库存参数,保证采购和出库工作的正常开展
电子标签	在货架上粘贴电子货位标签对耗材进行专属库位管理
视频监控	在相应点位设置视频监控,监管耗材存储及日常作业过程
智能存储	通过智能存储柜对中心库存储的高值耗材、价值较高的低值耗材或临时存储的耗材进行管理
信息看板	展现系统运行状态、智能硬件运行状态、人员工作状态及日常运营数据

第二节　流程与标准

一、整体流程

(一)院内库模式

在SPD院内库管理模式下,中心库汇总采购计划生成采购订单,通过供采平台发送给供应商;供应商将耗材送至院内,SPD服务人员验收后对其进行定数管理,即依据各科室耗材消耗规律,将一定数量的耗材打成一个包,产生定数包便签,便于科室配送和科室消耗。科室库存降至补货点时,触发补货计划,SPD中心库服务人员拣取对应耗材并装箱,推送至科室进行上架。根据物流作业流程,SPD中心库管理具体包括采购、验收、上架、预加工、拣货、复核、推送、节假日备货、退货、盘点、结算等环节。SPD院内库管理模式如图2.7所示。

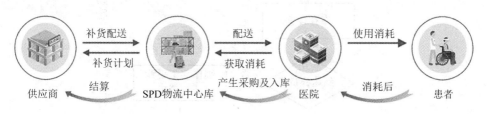

图 2.7　SPD 院内库管理模式示意图

(二)院外库模式

在 SPD 院外库模式下,只有采购、推送、节假日备货、结算等环节仍安排在院内,验收、上架、预加工、拣货、复核等推送前准备工作均转移至院外,这可以大大降低医院医疗资源占用率,且提高区域内医院医疗耗材的周转率及 SPD 运营工作效率。SPD 院外库管理模式如图 2.8 所示。

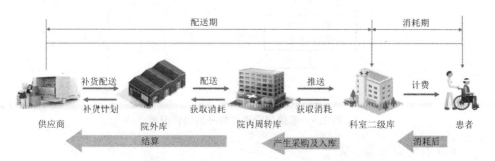

图 2.8　SPD 院外库管理模式示意图

二、具体流程与操作标准

(一)补货

1. 具体流程

在 SPD 一级库耗材管理工作中,通常为要受管理耗材设置"补货点"和"最大库存"两个信息参数,通过系统判断出入库和库存情况,实现补货报警提醒;对于不常用的或有特殊管理要求的耗材,通常采用手工采购的方式进行补货;采购订单信息通过院方审核后发送给供应商,供应商根据订单信息备货,在 SPD 系统内制作配送单,并将货物与配送单一同配送至一级库,完成补货流程,如图 2.9 所示。

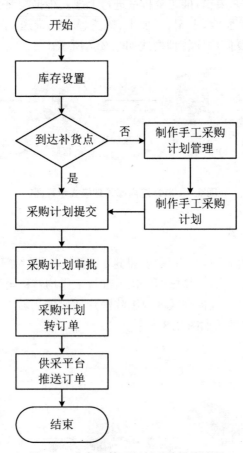

图 2.9　非条码管理耗材采购操作流程

(1) 补货点采购补货

当中心库耗材库存数量降至补货点时,SPD 服务人员登录院内物流系统采购管理界面提交采购计划,如图 2.10 所示。

(2) 手工采购

针对某些用量不稳定、无法采用定数补货方式补货的低值耗材,可在系统中进行手工采购补货,如图 2.11 所示。

(3) 采购计划审批

医院医工处审批采购计划,系统生成采购订单同步至供采平台,推送给供应商,如图 2.12 所示。

(4) 供应商备货

供应商登录 SPD 供采信息系统,根据订单信息备货,并将货物信息录入 SPD

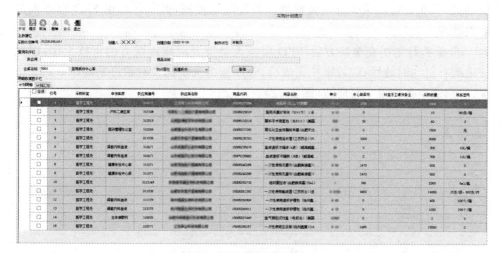

图 2.10　采购计划提交界面

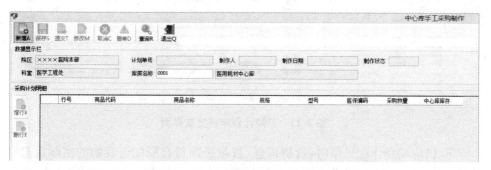

图 2.11　手工请领采购计划制作界面

供采信息系统制作配送单。

（5）配送补货

供应商将物资与配送单配送至一级库，完成补货。

2. 操作标准

① 手工采购是由事务员根据库房实际情况增加采购量，以提高库房备货库存，如大型节假日备货，或是采购计划不合理需要重新调整。设置一级库耗材补货点和最大库存等参数要综合考量一段时间内历史数据分析结果、院内实际使用情况、院方要求、供应商配送效率等后计算得出。

② 采购计划生成后，应根据实际情况确定是否需要立即执行，不需要立即执行的可暂不提交；不需要执行的可在采购计划查询里将计划作废。

③ 提交采购计划时，需要注意是否有管控类耗材，管控类耗材的管控量会影响采购计划的正常提交，若管控类耗材的计划采购量超过管控量则系统会提示剩余量不足，此时可在提交界面进行修改，把采购量调整为不超过管控剩余量即可。

④ 采购计划的审批和转订单需要由院方专人操作，属于医院耗材管理部门职

权，SPD 只负责提供采购计划做参考。若经院方授权，此工作可由 SPD 服务人员协助处理。

⑤ 采购计划提交至院方后，SPD 服务人员要及时跟进院方的审核工作，以保证采购补货的时效性；院方审核完成后，SPD 服务人员需及时跟进采购订单到货情况，并形成跟催记录上报院方（图 2.12）。

序号	采购计划单号	物资属性	采购计划日期	计划创建人	采购科室	商品代码	商品名称	规格型号	单位	采购数量	审批数量	审批状态
1	P22053051685	低值耗材	2022-5-30 10:28	×××	医学工程处	15004000461	清洗剂(CL-50)(50ml)(希森美康)	无	盒	5	5	待审批
2	P22053051685	低值耗材	2022-5-30 10:28	×××	医学工程处	15005242738	天然胶乳橡胶避孕套(河北自由点…	10个/盒	盒	2000	2000	待审批
3	P22053051685	低值耗材	2022-5-30 10:28	×××	医学工程处	15005256761	一次性使用负压管(C00L/美国)(K…	1支	支	200	200	待审批
4	P22053051685	低值耗材	2022-5-30 10:28	×××	医学工程处	15005256756	宫腔内子宫颈插导管(C00K/美国)…	20支/盒	支	200	200	待审批
5	P22053051685	低值耗材	2022-5-30 10:28	×××	医学工程处	15005256726	人工授精导管（宫腔内子宫颈插…	25根/盒	根	200	200	待审批
6	P22053051685	低值耗材	2022-5-30 10:28	×××	医学工程处	15004000460	血细胞分析用稀释液FE-30L(20L)…	无	桶	5	5	待审批
7	P22053051685	低值耗材	2022-5-30 10:28	×××	医学工程处	15005236269	真菌荧光染色液（一步法）(…	无	盒	3	3	待审批
8	P22053051685	低值耗材	2022-5-30 10:28	×××	医学工程处	15005251734	一次性皮肤缝合贴(美国Zipline)…	10片/盒	片	20	20	待审批
9	P22053051685	低值耗材	2022-5-30 10:28	×××	医学工程处	15004000404	溶血剂(FBA-200A)(5L)(希森美康)	无	盒	1	1	待审批
10	P22053051685	低值耗材	2022-5-30 10:28	×××	医学工程处	15004000403	五分类质控品(E-CHECK LEVEL2)(…	无	盒	1	1	待审批
11	P22053051685	低值耗材	2022-5-30 10:28	×××	医学工程处	15005254416	一次性自粘敷贴(浙江振德)(6cm*	0	片	200	200	待审批
12	P22053051685	低值耗材	2022-5-30 10:28	×××	医学工程处	15005251733	一次性皮肤缝合贴(美国Zipline)…	10片/盒	片	10	10	待审批
13	P22053051685	低值耗材	2022-5-30 10:28	×××	医学工程处	15004000405	溶血剂(FFD-200A)(5L)(希森美康…	无	盒	1	1	待审批
14	P22053051685	低值耗材	2022-5-30 10:28	×××	医学工程处	15005254434	无菌敷贴（无纺布）(浙江振力迪…	0	片	1500	1500	待审批
15	P22053051685	低值耗材	2022-5-30 10:28	×××	医学工程处	15005257353	一次性使用硅胶吸痰管（扬州/…	0	支	9000	9000	待审批
16	P22053051685	低值耗材	2022-5-30 10:28	×××	医学工程处	15005239717	一次性使用静脉留置针（普通型…	买100送37	支	100	100	待审批
17	P22053051685	低值耗材	2022-5-30 10:28	×××	医学工程处	15005265588	一次性使用无菌支气管封堵导管(…	1支/盒	支	40	40	待审批
18	P22053051685	低值耗材	2022-5-30 10:28	×××	医学工程处	15005240357	一次性使用负压采血管(江苏荣业…	1800支/箱	支	39600	39600	待审批
19	P22053051685	低值耗材	2022-5-30 10:28	×××	医学工程处	15005235923	一次性使用面罩（麻醉面罩）(江…	0	个	1000	1000	待审批
20	P22053051685	低值耗材	2022-5-30 10:28	×××	医学工程处	15005230734	密闭式静脉留置针（肤钙）(苏…	0	支	5000	5000	待审批
21	P22053051685	低值耗材	2022-5-30 10:28	×××	医学工程处	15005316527	造口袋(康维德多米尼加)(416422)	10片/盒	片	20	20	待审批

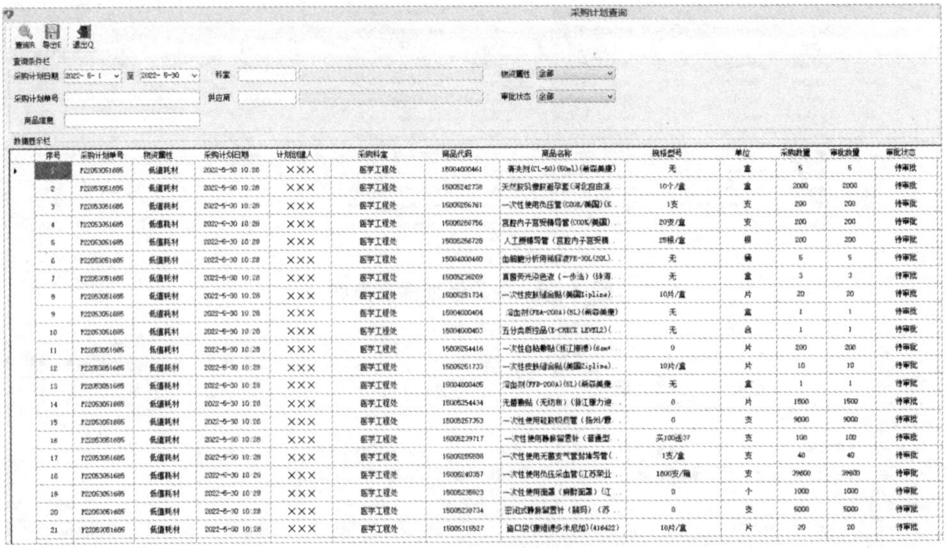

图 2.12　采购计划审核完成界面

⑥ 供应商制作配送单时，货物信息、数量必须符合所配送货物的实际信息和数量，且供应商只有将货物与单据一同配送至一级库才可视为有效配送补货；供应商提供的单据除了 SPD 系统配送单外还需包括医院要求的其他单据。

（二）入库

1. 具体流程

SPD 系统为实现耗材全流程信息化管理，在耗材入库之初，就开始实行全面条码管理，因此 SPD 一级库入库工作主要包括供应商自助赋码、实物验收、系统验收及上架等内容。

赋码和验收的具体流程如下：

① 供应商将耗材及对应配送单送到医院指定的验收地点；

② 供应商在赋码电脑上输入配送单上的全部配送单号、打印赋码标签并粘贴；

③ 院方验收员根据配送单进行实物验收；

④ 验收员实物验收通过后需进行系统验收操作，用扫码枪逐一扫描耗材的赋码以录入验收界面，全部扫描完后把耗材按照实际情况进行验收，验收不通过的勾

选后填写验收不合格原因,不通过耗材供应商可再次制作配送单进行配送,然后打印出验收单进行签字,详细如图 2.13 所示。

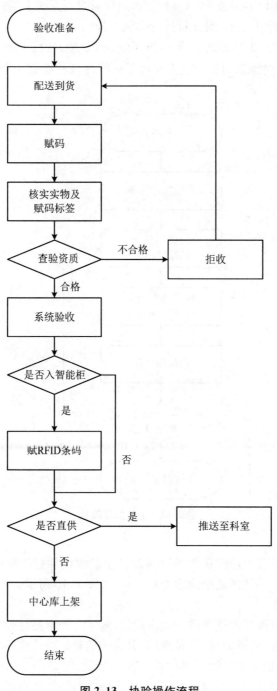

图 2.13 协验操作流程

上架具体流程如下：

① 中心库协验员复核确认耗材无误后，将耗材放在待上架区域；

② 上架员使用 PDA 或 PC 登录系统，对耗材进行系统上架；

③ 根据系统库位指示，对耗材进行实物上架；

④ 扫码上架后，上架员需登录 SPD 系统的 PC 端，选择上架查询功能，若有未上架状态耗材，需找到条目完成上架，确保系统内耗材全部上架完成，如图 2.14 所示。

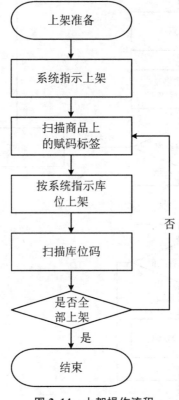

图 2.14　上架操作流程

（1）供应商赋码

供应商将耗材及对应配送单送至医院指定验收点并打印赋码标签；低值耗材赋码标签粘贴于耗材箱体最小侧面的左上角，如图 2.15 所示。

（2）实物验收

中心库验收员根据配送单进行实物验收，需重点查看耗材外包装是否完整、是否进行过二次密封，耗材数量、批号效期、名称等信息是否一致；对于首次供货的供应商，需查看其三证和耗材授权书以及产品注册证；进口产品需查看报关单、出厂发票及厂家授权；高值耗材验收时还需查验上传的两票制资料是否合格，确认无误后签字，如图 2.16 所示。

高值耗材赋码　　　　　　　低值耗材赋码

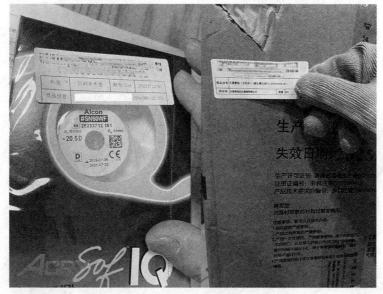

图 2.15　供应商为耗材赋码

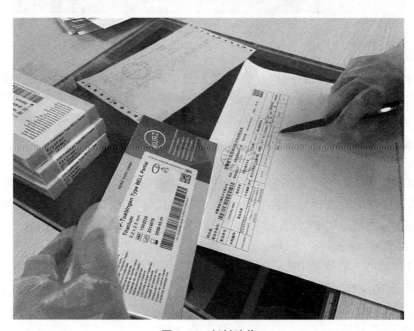

图 2.16　耗材验收

（3）系统验收

　　实物验收通过后进行系统验收操作，使用扫码枪逐一扫描耗材条码录入验收界面，全部扫描完后按照实际情况进行验收。验收未通过的耗材，需在系统上勾选并填写验收不合格原因,由对应供应商再次制作配送单进行配送,然后打印验收单进行签字,如图 2.17 所示。

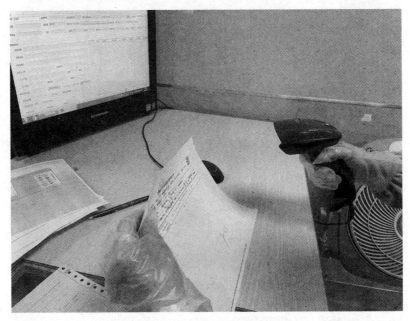

图 2.17　耗材扫码验收

（4）复核

SPD 服务人员对耗材进行复核,检查配送单上是否有验收员签字,核对耗材商品名称、规格、数量、批号、效期与验收单是否一致,查看耗材外包装箱是否存在脏污、破损等,若有脏污、破损、数量不匹配等情况需及时拍照留存记录并告知验收员,在系统中作退库处理。

（5）PC 端上架

SPD 服务人员可登录 SPD 院内物流管理系统 PC 端,在中心库上架界面,可查询到需要上架的验收订单,根据实际需要上架的耗材勾选完成上架工作（适用于由于客观因素无法使用 PDA 完成上架工作的特殊情况）,如图 2.18 所示。

（6）PDA 端上架

SPD 服务人员使用 PDA 扫描箱体赋码标签,按照 PDA 界面显示信息找到指定库位,扫描库位标签,遵循先进先出原则进行上架,未拆包整件耗材上架至整件区,其余耗材上架至拆零区,如图 2.19 所示。

（7）上架复核

每日所有验收耗材上架完毕后,SPD 服务人员需登录 SPD 院内物流管理系统检查当日验收合格耗材是否已全部上架成功,如有遗漏,需查找核对并确定原因后补充系统上架。

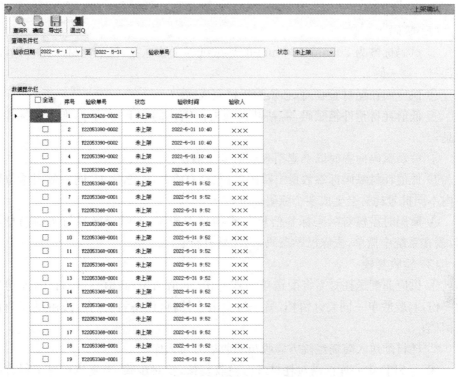

图 2.18　中心库耗材系统上架界面

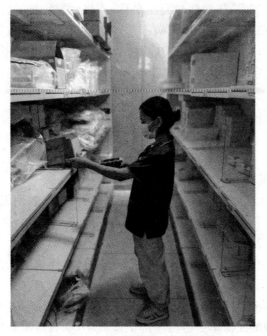

图 2.19　中心库耗材实物上架场景

2. 操作标准

（1）赋码

① 赋码标签为 80 mm×30 mm 的热敏纸不干胶标签，低值耗材一箱一码，高值耗材一物一码；

② 供应商在耗材验收前，必须为耗材完成赋码；

③ 低值耗材整件箱赋码，需粘贴在规格面箱体的右上角，不得遮挡耗材有效信息；

④ 粘贴赋码标签时以不遮挡有效信息为准；

⑤ 低值耗材赋码标签数量由赋码单位、耗材批号决定，例如，同一赋码单位数量内不同批号耗材会生成多个赋码标签；

⑥ 赋码时需核对赋码标签信息与实物是否相符，若赋码标签与实物信息不符，需在系统中撤单，去除已贴条码，为耗材重新赋码。

（2）验收复核

① 供应商配送耗材需将配送单一式三份（低值两份、高值三份）打印，库房保留一份，与验收单一同装订留档，另一份交由仓储科（设备科）保存，或由供应商自行留档；

② 耗材配送入院需经院方验收员验收后方可入库；

③ 入 SPD 中心库前需对耗材进行验收复核，核对步骤：未复核耗材不得直接入库，需在库房外待复核区规格面、耗材赋码朝外整齐码放；协验员检查配送单上是否有院方验收员签字；核对耗材商品名称、规格、数量、批号、效期与验收单是否一致，耗材外包装箱是否存在脏污、破损等，若有脏污、破损、数量不匹配等情况需及时拍照留存记录，告知院方验收员后，在系统中做退库处理；核对商品无误后，协验员在配送单上签字，完成耗材复核工作。

（3）上架

① 上架时必须核对零散耗材产品名称、规格、效期及数量等相关信息；

② 拆零库入库必须扫码上架，扫描耗材赋码、库位码，将实物准确入库至对应库位；

③ 拆零货架需粘贴库位条码磁吸标签；

④ 耗材名称及规格信息面统一向外放置，耗材根据效期先进先出、左进右出原则整齐码放；

⑤ 使用 SPD 院内物流系统手持终端（简称：PDA）登录上架员个人账号进入"中心库系统指示上架"，扫描耗材赋码、耗材库位，将耗材放入指定库位完成耗材上架，遵循左进右出原则，将近效期商品放置库位右侧；

⑥ 当日所有验收耗材均上架完毕后，进入 SPD 院内物流系统进入"上架查询"检查当日验收合格的配送单是否已全部上架成功，如有遗漏查找核对并确定原因补充系统上架。

（三）出库

1. 具体流程

在 SPD 系统管理模式下,低值耗材应用定数包条码管理方法,耗材在一级库出库前需要提前根据科室需要的包装数量进行包装加工,并根据科室或院内周转库 SPD 系统补货波次信息或手工请领信息进行拣货和推送运输工作。

具体流程为:耗材预加工、自动补货波次拣货信息释放或手工请领拣货信息释放、打印拣货标签或拣货单、根据 PDA 信息拣货、拣货复核装箱、打印推送单、配送员配送出库,如图 2.20 至图 2.24 所示。

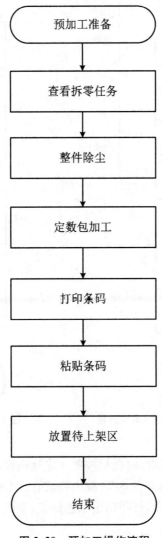

图 2.20　预加工操作流程

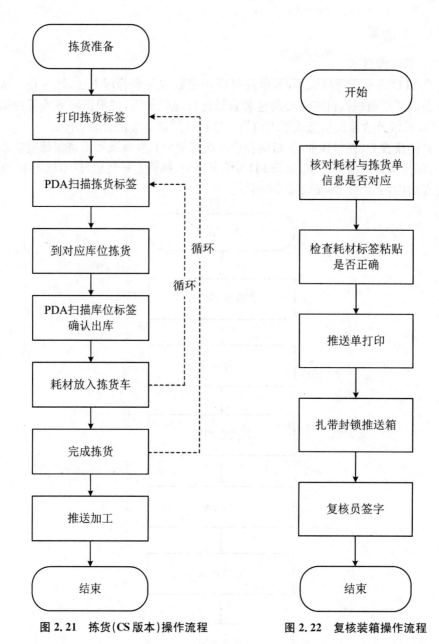

图2.21 拣货(CS版本)操作流程　　　**图2.22 复核装箱操作流程**

（1）预加工

根据各科室对耗材的需求,将耗材按照一定规则设定确定数量的定数包,进行耗材预加工。SPD服务人员登录SPD院内物流管理系统进入定数包预加工界面,选择定数包规格、待拆包物资,打印出定数包标签,如图2.25所示。

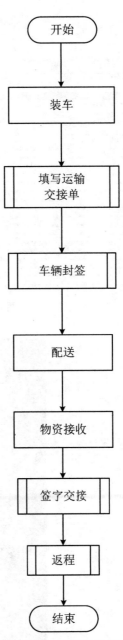

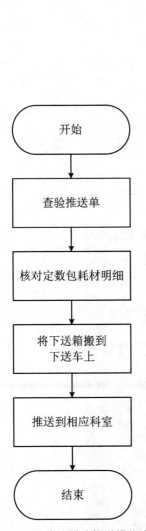

图 2.23　院内库模式推送操作流程　　　**图 2.24　院外库模式推送操作流程**

　　SPD 服务人员到整件区取整件耗材并进行拆包,将数量为 1 个及以上的同种耗材根据特定规格重新包装在一起,完成定数包加工,并将定数包标签粘贴在包装正面,如图 2.26 所示。

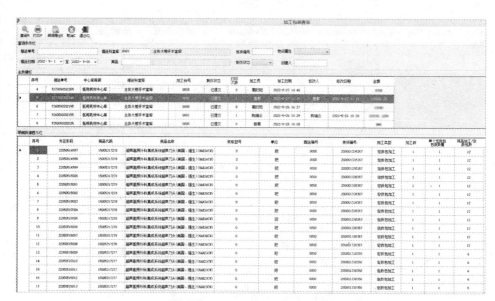

图 2.25 定数包预加工系统界面

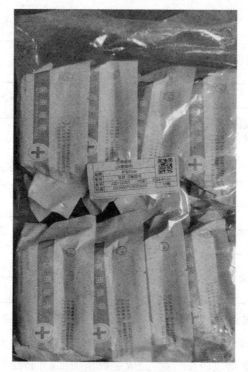

图 2.26 加工后的定数包

SPD 服务人员登录 PDA 进入中心库定数包区上架界面,扫描定数包标签,系统提示该定数包拆零区库位,如图 2.27 所示。

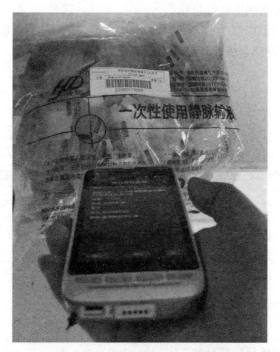

图 2. 27　扫描定数包标签显示库位

SPD 服务人员使用 PDA 扫描拆零库库位标签,完成拆零库上架操作,将耗材放在对应库位,并查看效期是否依据先进先出、左进右出摆放,如图 2.28 所示。

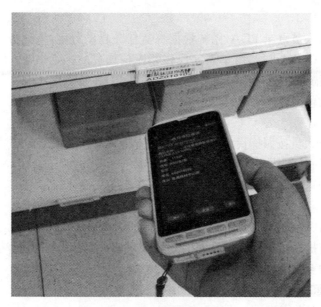

图 2. 28　扫描库位标签

（2）自动补货波次拣货信息释放

SPD 服务人员在加工台处取拣货单和拣货车，同一科室拣货标签排列顺序根据 SPD 院内物流管理系统波次任务进行释放，如图 2.29 所示。

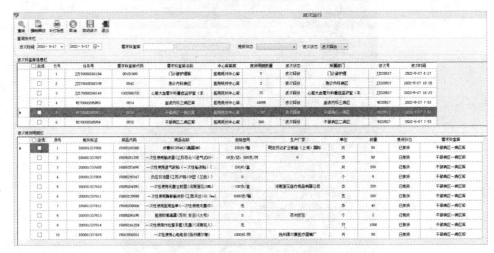

图 2.29　SPD 系统波次释放系统界面

（3）手工请领拣货信息释放

登录 SPD 系统，在科室请领出库管理中，选择科室和相应出库耗材信息，对申请中所需耗材的名称及数量，进行审核。然后打印拣货清单，PDA 直接生成拣货信息。

（4）拣货

SPD 服务人员登录 PDA，系统根据拣货任务自动分配，该任务分配一般根据库位先后顺序（S 形）进行，由单人完成相邻库位物资的拣货作业。SPD 服务人员使用 PDA 扫描拣货单清单上的拣货条码，根据 PDA 显示找到相对应的库位，扫描库位上的定数包标签拣取定数包。

（5）复核

SPD 服务人员按照拣货单，逐个核对科室拣货品种及数量。核对无误后，在加工包装查询界面打印推送单，将核对后的定数包规整放置下送箱内，一个科室的定数包全部整理完毕后，SPD 服务人员在推送单上签字确认。

（6）推送

SPD 服务人员核对装箱的耗材与推送单及科室信息是否一致，确认无误后将该科室的所有推送箱按照推送科室的先后顺序码放至运输车辆上，按照规定的路线将物资运输至指定位置，完成耗材推送。

2．操作标准

（1）预加工操作流程

① 预加工员根据系统预加工拆零指示将对应批号的整件耗材，按照中心库、

科室库定数包定数设置以及耗材灭菌情况加工成定数包；

② 预加工拆零时，要求以箱为单位完成耗材拆零，整件库不允许留存已拆箱的耗材；

③ 加工定数包时，应选择合适大小的包装袋；定数包中耗材名称、规格信息面应向外包装，方便科室医护人员取用、核对以及扫码消耗；中包装粘贴定数包条码要求在商品包装正面空白处，不能遮挡批号效期和名称，要求同一种耗材的条码粘贴在包装的同一位置。

（2）拣货操作流程

① 扫描拣货标签或拣货单时，需确认标签上的耗材名称、规格、型号、数量、加工台号等信息与 PDA 信息一致；

② 按顺序扫码，扫码后需在拣货标签上做标记，避免重复拣货；

③ 需查看耗材名称、规格、型号、批号、效期，确认无误后，按照系统显示数量拣取耗材，扫描库位标签确认库位，消耗库存，完成拣货；

④ 波次释放后自动打印拣货单，拣货员领取拣货单据，必须拣完一个科室再开始下一个科室的拣货操作。

（3）复核装箱

① 复核员核对箱内实物与推送单上品名、规格、数量、批号、效期等信息是否一致，定数包标签粘贴是否无误，定数包是否存在破损、脏污等情况；如核对有误，交还拣货单给拣货员重新拣货；

② 一个推送箱满箱后，盖上盖子，要求不积压物资，叠加推送箱不应超过 3 层，按照推送科室规范摆放，同一推送人员负责区域的推送箱摆放在一起；推送单放于此列最上层，推送单上注明科室、推送箱数；

③ 推送单一式两份，一份推送单签字交接给推送员，作为下送作业流转的依据，另一份推送单留档备查。

（4）配送出库

① 单个科室的整理箱按列码放，推送单放于此列最上层；

② 推送员核对箱内实物与推送单上品名、规格、数量、批号、效期等信息是否一致，定数包标签粘贴是否无误，定数包是否存在破损、脏污等情况；

③ 核对无误后，将整理箱内定数包规整地放置于清洁的下送箱内，装箱时注意重不压轻，大不压小；

④ 一个科室的定数包全部整理完毕后，在配送单上标注箱数，将配送单放置于推送箱外文件袋，推送员签名；核对完毕的配送箱用扎带封锁，到科室后方可允许打开。

（四）退货

1. 具体流程

如发生耗材退货的情况，SPD 服务人员需提前与供应商进行沟通，对退货商品进行库存盘点,确认库存无误后方可进行系统操作。

SPD服务人员登录SPD院内物流系统,在中心库耗材退货界面,选择退货商品及数量、退货原因,并进行确认,如图2.30所示。

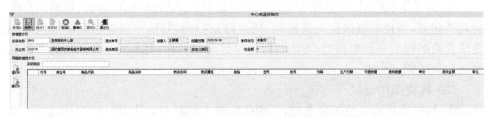

图 2.30　中心库退货界面

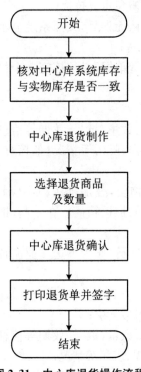

图 2.31　中心库退货操作流程

打印退货单并签字,将退货单与商品一同送至医院采购科库房,并尽快通知供应商办理退货手续。如果商品为货票同行模式的耗材,可由医院采购科或医工处发起冲账单审批,审核通过后负数数据将通过供采平台发送给对应供应商,供应商开具红冲发票完成冲账,如图2.31所示。

2. 操作标准

① 退货应提前和供应商进行沟通,需对退货商品进行库存盘点,确认库存无误后方可进行系统操作;

② 退货单的打印为一式三份,退货人员发起后签字,院方库管员审核并确认签字(在院方授权下可由中心库主管或指定人员代为签字),供应商为由接收退货的业务员签字;

③ 将退货单与商品一同送至医院采购科库房,告知医院领导尽快通知供应商办理退货手续。

第三节　规范与制度

为保障SPD模式的正常运行,规范耗材及工作人员的标准化管理,SPD中心库需制定相关的管理规范,并统一公布上墙。

一、SPD 中心库管理总则

第一条　工作时应保持干净整洁的仪容、仪表和积极向上的精神面貌。

第二条　物资管理做到勤整理、勤清洁、勤补货、勤盘点。

第三条　物资入库后，按照不同类别、属性、特点和用途分类分区摆放。

第四条　服务人员应每日记录库房的温、湿度，保持常温库温度 0～30 ℃，阴凉库温度 0～20 ℃，冷藏库温度 2～8 ℃，湿度 45%～75%。

第五条　货物需整齐码放在托盘上，并且做好防火、防盗、防水、防潮等工作。

第六条　中心库内医用物资一律不准私自外借、不准转让、不准自行拆包使用。

第七条　中心库钥匙由项目主管保管，服务人员不得自行配制库房钥匙。

第八条　严禁私拉乱接电源及电器，服务人员下班离库前必须巡库一次，关闭电源开关和门锁，排除安全隐患。

第九条　当天工作完成后，值日人员应做好下送车、PDA 等硬件设备的清点及库内整理工作。

二、SPD 中心库医用耗材中心库管理制度

为了加强医院医用耗材使用管理，规范医用耗材采购、验收、上架等中心库管理行为，提高医用耗材精细化管理水平，根据相关法律法规，特制定本制度。

第一条　采购中心下设 SPD 物流中心库，具体负责科室医用耗材的验收、入库、上架、储存、养护、波次运行、拣货、加工、推送等院内物流服务工作。

第二条　SPD 中心库内各项物流管理工作应严格按照操作规范开展。

第三条　中心库内验收入库的医用耗材应分类存放、摆放整齐、保持环境清洁，做好防湿、防鼠、防尘等库存管理工作。

第四条　做好临床科室常用耗材的备库工作，对有储存期限的医用耗材，要按照先进先出原则配发使用，避免失效造成浪费。

第五条　负责医院应急医用耗材的存储与管理工作，中心库内医用耗材一律不准私自外借及自行拆包使用，不准转让。

第六条　负责做好中心库内各类医用耗材的定期盘点工作，每月应根据盘存表进行实物盘存，严格做到账物相符。

第七条　做好各类票据的管理和数据统计分析工作。

第八条　积极组织中心库内员工做好服务态度和日常工作纪律培训工作。

第九条　做好节假日临时、急救物资的供应和保障工作。

第十条　非中心库内工作人员未经许可一律不得进入中心库库房。

第十一条　中心库内库管员应每日记录库房的温、湿度，做好医用耗材的养护

工作。

第十二条 中心库日常工作要做到"四勤":勤清点、勤清洁、勤补货、勤周转。

第十三条 中心库日常工作要坚持"五不":不积压、不变质、不生霉、不失效、不浪费。

第十四条 负责建立科室二级库使用品种目录,并根据科室二级库历史消耗数据建立相关耗材的定数包规格。

三、SPD 中心库耗材验收入库管理制度

第一条 耗材管理部门对购进的各种医用消耗材料必须严格按照验收手续和程序进行,严格把关,验收合格后方可入库。不符合要求或有质量问题的,应及时退货或换货索赔。

第二条 验收工作必须及时,验收内容包括:购进产品的企业名称、产品名称、型号规格、产品数量、生产批号、灭菌批号、产品有效期等。

第三条 从生产或经营企业采购医疗器械,应验明生产或企业的必要证件(生产许可证、产品注册证、经营许可证以及销售人员的合法身份证明)。

第四条 验收合格的医用耗材应由经手人办理入库手续;入库单一式二联,一联交会计作记账凭证,一联交库房保管作入账凭证。

第五条 对植入性医疗器械,由手术医生填写《植入性医疗器械使用验收登记表》,库房保管员和手术室人员共同查对验收后凭登记表与进货发票办理入库手续。

第六条 对违反验收管理制度造成经济损失或医疗伤害事故的,应追究有关责任人的责任。

四、消防安全制度

第一条 定期组织员工学习消防法规和规章制度,提高全体员工的消防安全意识。

第二条 设专人对消防设施维护保养测试,定期检查,保持消防设施整洁、卫生完好,若发现存在火灾隐患应及时整改。

第三条 保持疏散通道、安全出口畅通,严禁占用疏散通道,严禁在安全出口或疏散通道上安装栅栏等影响疏散的障碍物,安全出口严禁上锁。

第四条 设置好消防安全疏散指示标志和应急照明设施并保持其处于正常工作状态。

第五条 严禁随意拉设电线,严禁超负荷用电。

第六条 各部门下班后,该关闭的电源应予以关闭。

第七条 严禁擅自使用易燃、易爆物品。

第八条 严禁挪用消防设施以及将消防器材改为他用。

五、医院已结算后跨月退费管理制度

为了加强医院手术室、导管室、介入科以及临床科室高值耗材已结算后跨月退费的管理工作，规范科室高值耗材的收费、退费以及与供应商的结算管理工作，降低结算风险，保证账物相符，根据相关法律法规及医院《医用耗材管理规定（试行）》，特制定本制度。

第一条 手术室、导管室、介入科以及临床科室在用高值耗材当月结算后，常规情况下不允许跨月进行退费；如因特殊情况在结算后需跨月办理退费手续的，只能由科室护士长或负责人完成退费操作。

第二条 高值耗材当月结算后跨月进行退费，有实物库存时，科室护士长应在SPD系统中确认实物在库，此时系统库存增加，科室可以继续使用该耗材且能够正常进行收费，但不能再次进行结算。

第三条 高值耗材当月结算后跨月进行退费，无实物库存时，科室护士长应在SPD系统中确认实物不在库，系统库存增加，同时，通知供应商。

第四条 当高值耗材当月结算后跨月退费无实物库存时，科室护士长应按系统提示发起冲账处理申请。

第五条 物流中心仓储科应在SPD系统中对科室提起的冲账申请进行审核操作，物流中心领导进行审批操作。

第六条 物流中心仓储科从SPD系统中调出已结算跨月退费但无实物库存且领导审批通过的高值耗材入出库单据，进行冲账处理。

第七条 已结算跨月退费但无实物库存的高值耗材冲账操作工作流程完成后，科室应办理退货（空退）申请。

第八条 物流中心仓库科完成科室的退货（空退）申请，通知供应商办理退货手续。

六、医院供应商变更管理制度

为了加强医院供应商的变更管理工作，规范供应商变更操作流程，保障供应商变更工作的衔接和确保临床供给安全，根据相关法律法规及医院《医用耗材管理规定（试行）》，特制定本制度。

第一条 医院对供应商名称或产品代理权变更实行审批制，审批通过后方能履行变更手续。

第二条 如供应商名称或产品代理权发生变更，采购科应要求供应商填写提交"户头、产品变更表",采购科审核过后,提交物流中心分管人员、主任和分管院领导进行审批。

第三条 采购科将审批通过的"供应商变更申请表",提交物流中心信息维护人员和仓储科。

第四条 信息维护人员接收到最终审批单后,应在1日内完成供应商名称或产品基础资料在系统中(HBOS系统、SPD系统、VPN账号)的维护或调整工作。

第五条 维护人员在系统中进行的信息维护需经物流中心分管主任、主任审核后方能启用。

第六条 相关信息变更完成后,仓储科应在2日内完成新供应商产品备货,同时原供应商在中心库的库存应进行退货,高值耗材在科室库的库存也应退货。

第七条 当变更停用的原供应商尚有未结算发票时,月末仓储科应对科室库消耗商品进行结算汇总,新、老供应商在SPD系统中各自进行消耗结算,互不影响。

第八条 当供应商名称或产品代理权发生变更时,信息维护人员维护好基础资料后,如采购计划处于转订单状态,采购负责人应按系统提示将采购计划订单转到新供应商名下。

第九条 当供应商名称或产品代理权发生变更时,信息维护人员维护好基础资料后,如采购计划处于待通知状态,采购员应按系统提示对供应商已变更的采购订单进行拆单处理并转到新供应商名下。

第十条 当供应商名称或产品代理权发生变更时,信息维护人员维护好基础资料后,如采购订单处于推送给供应商但供应商处于未接收状态,采购员应将供订单撤回,并根据系统提示对采购订单进行拆单然后推送给新供应商。

第十一条 当供应商名称或产品代理权发生变更时,信息维护人员维护基础资料后,如原供应商已接收采购订单且处于还未配送或者部分未配送状态时,则该订单失效;原供应商未执行完且已失效的采购订单应由采购员提交给新供应商配送。

第十二条 当供应商名称或产品代理权发生变更时,信息维护人员维护基础资料后,如原供应商已制作完配送单且处于货到仓库状态,SPD系统应禁止赋码,原供应商未执行完且已失效的采购订单应由采购员提交给新供应商配送。

第三章　临床科室管理

第一节　管理目标、内容与方法

一、管理目标

在 SPD 模式下,可通过制定科学的管理流程,设计适宜的软件功能,投入优质的硬件设备,配置专业的服务人员,实现临床科室的耗材供给安全及时、物资流转的全程追溯、科室服务水平的提升以及医院管理降本增效的管理目标。

二、管理内容

(1) 制定科学的管理流程

对临床科室耗材管理进行全生命周期的流程设计,包括主动补货流程、消耗使用流程、退库退货流程等。

(2) 设计适宜的软件功能

在明确操作规范的前提下,通过院内物流管理平台定制开发科室库管理功能模块,实现临床科室耗材的线上统一管理,提升信息化管理水平。

(3) 投入优质的硬件设备

在保证耗材安全和流程顺畅的原则上,投入硬件设施设备,改造临床科室库房,提升科室形象和服务水平,包括定制仓储货架、扫码一体机、智能存储柜等。

(4) 配置专业的服务人员

解放临床医护,将临床科室库完全交予专业的第三方服务人员管理,包括订单管理、仓储管理、配送管理、库存管理等。

三、管理方法

（1）定数管理

通过规范物资最小使用单位，科学度量科室耗材用耗标准量，增加耗材流转效率。

（2）条码管理

通过最小包装单位赋码，运用扫码设备，监控科室流转状态，提升管理精细度。

（3）库存管理

通过设置补货参数，实时感知库存动态、主动补货，保障使用。

（4）波次管理

通过排列临床科室优先级，自动分配作业时间和人员，实现医用耗材及时推送。

第二节　流程与标准

SPD模式下的临床科室库管理内容包括低值耗材二级库管理、高值耗材二级库管理、耗材智慧二级库管理和低值耗材三级库管理。

一、低值耗材普通二级库管理

（一）整体流程

SPD模式下，临床科室按照使用习惯和医院对耗材使用的相关规定设置定数品种及定数包的大小，基于医用耗材补货模型设置最大库存量、补货点量和安全库存量。当耗材定数包消耗至补货点时，系统自动生成补货计划；中心库服务人员通过波次运行自动获取科室补货计划；通过波次释放，服务人员根据科室补货需求，进行定数包拣货；出库复核员核验无误后，由推送员将耗材推送至相关临床科室。

临床科室库管员核验推送单后，由SPD服务人员进行上架；临床护士使用PDA/扫码一体机扫描定数包条码完成消耗。经过不断扫码消耗，系统库存降至补货点时触发补货计划，通过自动补货模型实现内部供应循环，具体流程如图3.1所示。

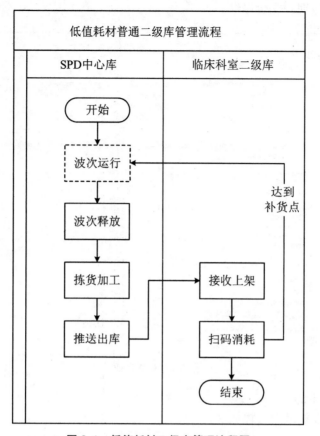

图 3.1　低值耗材二级库管理流程图

（二）具体流程与操作标准

1. 补货

（1）具体流程

① 补货点补货是指当临床科室库定数品种库存降至补货点时，系统自动触发中心库补货报警，波次运行后生成对应科室拣货任务，SPD 中心库根据系统释放的波次任务进行拣货、装箱。由出库复核员对科室推送单以及物资进行核验无误后推送至科室，完成补货，以确保临床科室耗材正常使用，如图 3.2 所示。

② 安全库存量补货是指在特殊情况下对科室进行补货。当科室某一类耗材用量突增，仅依靠补货点补货无法满足科室当日使用量时，通过安全库存量设置，系统额外生成波次，服务人员进行耗材拣货并配送至科室以供使用。

③ 紧急补货是指在紧急状况下，如科室临时需要使用某种耗材或供应商出现断供情况，则可联系其他科室调剂耗材，同时联系 SPD 中心库与供应商沟通，尽快配送耗材到院。如遇节假日，则根据节假日时长及科室使用量，使各临床科室充足

备货,以在放假期间安全保供。

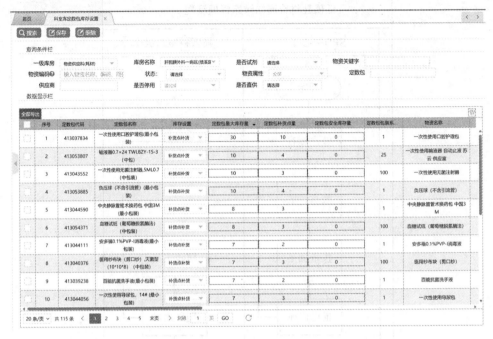

图3.2　补货系统

(2)操作标准

① 补货参数设置流程如下:

a. 根据临床科室历史使用数据,在科室配套表中列举物资明细及历史用量;

b. 将历史用量换算为最小计量单位数量,除以历史周期,换算为日均使用数量;

c. 将日均使用数量乘以备货天数(区间值),除以科室适合的定数包规格,转换为定数包备货数量(最大库存、补货点、安全库存量);

d. 系统进行参数维护。

② 补货参数调整:SPD上线运行一段时间后,系统可以获取补货点补货、安全库存补货、应急补货的数据,通过数据分析可以给系统补货参数调整提供支撑,不断完善补货机制。

2. 入库

(1)具体流程

SPD服务人员将耗材推送至临床科室二级库,由科室库管员核对推送耗材的型号和数量,检查无菌耗材是否存在漏气、破损等异常情况。SPD服务人员使用PDA科室库上架功能,逐一扫描推送单条码、定数包条码、库位条码,遵循左进右出、先进先出的原则,将耗材整齐摆放至相应货架,如图3.3所示。

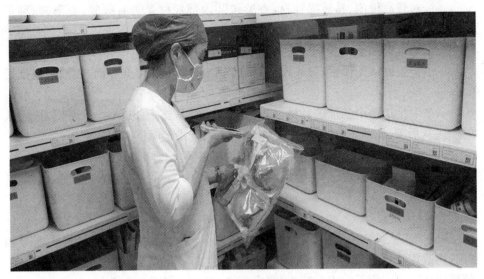

图 3.3　上架场景图

待全部上架完成,科室库管员核验无误后,在系统上点击"上架确认"完成接收工作,同时科室库系统库存增加,如图 3.4 所示。

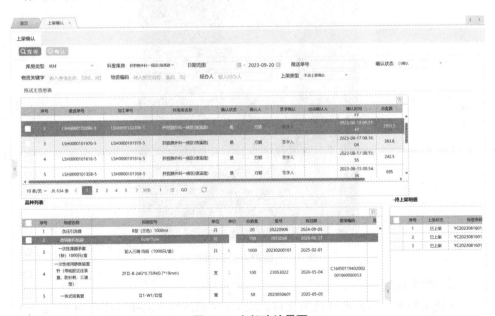

图 3.4　上架确认界面

（2）操作标准

① 科室负责人查验物资标准如下:

a. 查验包装是否完整,是否有破损、脏污、漏气等异常;

b. 核对标签信息时,确认实物批号、效期是否与标签一致;

　c. 针对较高价值、易破损耗材,查验包装内部耗材是否有破碎、变形、断裂等异常;

　② 上架标准如下:

　a. 由护士确认无误后,服务人员登录PDA的科室库上架界面,扫描科室推送单号;

　b. 拿取推送箱中的推送耗材,扫描定数包条码,按照PDA指示库位,按照从左到右、从后到前、从下到上的原则,将耗材放置至指定库位并摆放整齐;

　c. 重复上述上架操作,直至推送耗材上架完毕,同时PDA显示上架完成;

　d. 上架完成后,责任护士登录系统,在上架确认界面点击"确认"按钮。

3. 出库

(1) 具体流程

临床护士从科室库取用所需耗材时,应在扫码一体机系统上登录本人账号和密码,将取用物资定数包上的标签对准扫码区域,扫码进行消耗。此时系统提示"消耗成功",科室库系统库存减少,完成二级库出库,如图3.5所示。

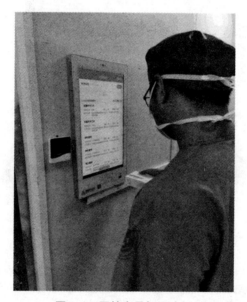

图3.5　医护人员扫码消耗

(2) 操作标准

在使用扫码一体机消耗低值耗材二级库内物资时,自动扣减库存出库,定数包消耗的操作标准如下:

　a. 取用人员至科室库,按需在指定库位拿取耗材,取出时不可遮挡定数包标签;

　b. 如批量取用,需将耗材整齐摆放在转运车上,摆放时定数包标签向上,应注意重物在下,轻物在上,不规则/柔软包装物资放置在护栏内,以防跌落;

b. 将耗材转移至扫码一体机前,登录取用人的个人账号,进入消耗界面;

c. 将耗材定数包标签正对扫码一体机摄像头,控制距离在5~10 cm处,停顿1~2 s;

d. 待扫码一体机发出"消耗成功"提示音,同时屏幕显示"消耗成功"弹窗时,则表示耗材出库成功;

e. 如批量取用耗材,则重复操作步骤c、d,以确保扫码没有遗漏;

f. 扫码完成后,将耗材重新摆放在转运车上,摆放标准同步骤a。

4. 退库

(1)具体流程

当二级库出现耗材有效期临近、库存量过多、耗材出现质量问题等情况时,需要进行退库处理,具体流程如下:

① 使用耗材的护士与科室库管员以及服务人员沟通确认退库事宜;

② 科室库管员登录SPD院内物流系统,进入科室低值耗材退库界面,扫描耗材定数包标签,确认提交,完成科室库系统退库流程,如图3.6所示;

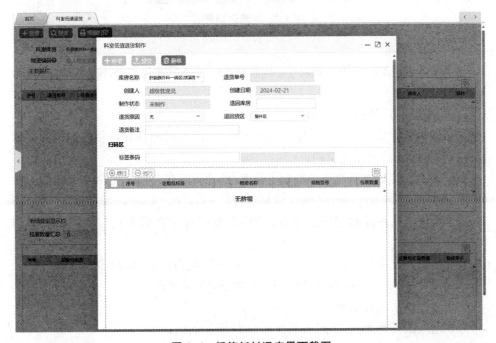

图3.6 低值耗材退库界面截图

③ 中心库服务人员收到系统提示后,联系科室库管员核对退库信息和实物,服务人员将退货耗材做好纸质记录,经库管员签字确认后,将实物与退货单带回中心库。

根据不同的退库原因,对应完成系统和实物上架,若存在产品质量问题,需联系供应商进行退货处理,如图3.7所示。

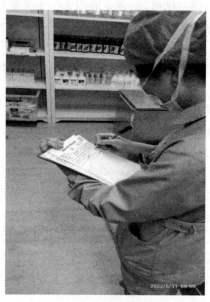

图3.7　退货区场景图

（2）操作标准

在低值耗材普通二级库管理中，退库主要包括退库发起和退库接收两个部分，操作标准如下：

① 退库发起。当有以下情形时，科室可发起退库操作：

a. 科室库管员定期查看科室二级库实物库存，发现库存存在临近有效期耗材且在有效期内无法使用完全的；

b. 科室库管员查看科室二级库实物库存，确认库存存量过大，3个月以内无法使用完全的；

c. 医护人员在耗材使用前或使用时，发现耗材存在影响正常使用的质量问题的；

d. 医院耗材品种切换，科室现有库存在切换缓存期内无法使用完全的；

e. 在其他医院许可的退货情形下，需要先退库处理的。

② 退库接收流程如下：

a. 退库由科室发起，发起前须通知SPD服务人员；

b. 退库发起后，服务人员应至科室核对退库品种、数量，确认无误后将退库耗材带回中心库；

c. 退库物资返回中心库后，服务人员登录系统，完成对科室退库信息的接收确认；

d. 如退库耗材质量合格，则服务人员使用PDA将耗材上架，等待出库至其他科室；如退库耗材质量不合格，服务人员应按照退货管理办法做进一步处理。

5. 盘点

（1）具体流程

临床科室的盘点工作主要是对科室系统库存和实物库存进行核查比对，低值耗材盘点采用静态盘点和动态盘点相结合的方式，具体工作由 SPD 服务人员负责。

① 动态盘点。SPD 服务人员每天进行一次动态盘点，流程如下：

a. 通过 PDA 扫码库位标签，获取系统中定数包数量，盘点与库位上实物数量是否相符；若存在不相符情况，记下漏消耗条码，与库管员核实缘由并补充消耗；

b. 核对上架耗材定数包是否遵循近效期原则与先进先取原则并及时整理；

c. 关注耗材消耗量是否过大，及时联系库管员核实情况，经库管员同意后，对物资备货量进行调整。

② 静态盘点。SPD 服务人员每周进行一次静态盘点，流程如下：

a. 提前与科室库管员沟通，确定盘点时间，并在盘点前完成物资的取用，盘点时暂停或减少取用次数；

b. 服务人员冻结科室二级库库存，打印盘点表，按库位排序逐次盘点；

c. 盘点时对耗材效期、质量、数量做好记录；

d. 盘点结束后由库管员复核签字；

e. 分析盘点结果，如果发现偏差，立即寻找偏差原因，如拣货错误、出货错误、收货错误、科室库漏销、库房转换错误等，并及时补救。

此外，SPD 系统会对临近有效期（简称"近效期"）的耗材发出提醒，SPD 服务人员在动态盘点和静态盘点过程中核查对应耗材，并张贴近效期标识：效期低于 6 个月贴黄色标签；效期低于 3 个月贴红色标签，如图 3.8 所示。

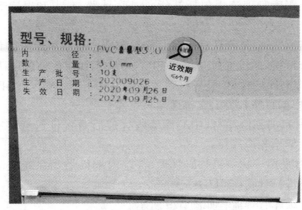

图 3.8　近效期物资标示图

（2）操作标准

① 动态盘点标准如下：

a. 盘点前应制定盘点计划，确保每日盘点一次，每周完成一次全盘；

b. 盘点应在上架前进行，按照盘点计划使用 PDA 比对实物库存和系统库存

是否一致;

c. 上架完成后,需对实物库存明显不足,可能影响科室使用的耗材进行补充盘点;

d. 盘点除核对定数包数量之外,还需核对定数包条码明细;

e. 发生盘点差异时,需登记差异条码,并与科室医护确认,如系漏销,需告知科室补销;如库存中存在已消耗耗材,需通知科室转移出科室库;

f. 如发现耗材库存半个月以上未使用,或半个月内连续三次要求增加供应的,须与科室医护确认是否应调整库存参数。

② 静态盘点标准如下:

a. 应制定盘点计划,每周盘点一次,确定盘点时间,确保科室能够配合;

b. 盘点前,通知科室停止入、出库作业,制作并打印盘点表;

c. 盘点时,应按实物库位顺序,逐个盘点确认;

d. 盘点除核对定数包数量之外,还需核对定数包条码明细;

e. 发现差异后,应在盘点表中记录差异信息,待盘点完成后,统一与科室医护人员确认;

f. 根据盘点表记录的差异,逐一与科室确认差异产生原因和解决方案;

g. 将盘点结果录入系统,对盘点单进行盘盈、盘亏处理。

二、高值耗材二级库管理

(一)整体流程

高值耗材二级库管理流程包括补货、入库、计费、盘点和退库5个环节,流程如下:

① 临床科室库根据高值耗材库存设置的参数会自动生成采购计划,耗材管理部门对计划进行审核,系统通过短信/APP等方式通知供应商配送耗材;

② 备货在中心库的耗材,经耗材管理部门在中心库验收,由SPD服务人员上架至相应库位,根据科室补货需求推送至科室库;

③ 备货在科室的高值耗材,中心库验收完成后直接推送至科室库,科室库管员核验完成后上架至相应库位;

④ 高值耗材采用一物一码条码管理,与院内HIS收费系统联动,科室收费护士扫描耗材条码进行计费(含UDI)。

高值耗材二级库管理流程如图3.9所示。

(二)具体流程与操作标准

1. 补货

(1)具体流程

因高值耗材在各医院标准不同,故根据医院需求,采用高值耗材中心库备货和科室库备货两种方式进行管理。

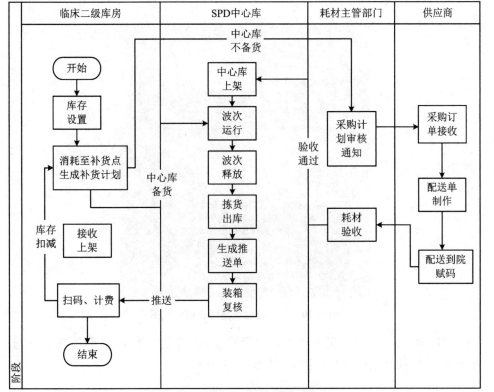

图3.9　高值耗材二级库管理流程图

① 中心库备货：对于多科室使用且用量较大的物资，可选择在中心库备货。根据科室系统库存设置的补货点释放波次，中心库服务人员根据系统释放的波次任务拣货、装箱。出库复核员对科室推送单以及物资核验无误后推送至科室，完成补货。

② 科室库备货：科室专科专用的高值耗材，可直接在临床科室备货，当科室库高值耗材一物一码物资降至补货点时，系统自动产生采购计划，经耗材主管部门审批后系统通过短信/APP等方式通知供应商配送，待耗材主管部门验收后，由SPD服务人员直接送至科室，库管员进行物资接收。

（2）操作标准

高值耗材二级库管理中，当耗材在中心库备货时，补货流程的操作标准参照"中心库管理"一节；当耗材在科室库管备货时，补货流程的操作标准参见本章第二节第一部分：低值耗材普通二级库管理流程中补货环节的操作标准。

2．入库

（1）具体流程

SPD服务人员将耗材推送至科室库，库管员核验耗材型号和数量，同时核对耗材赋码信息和实物是否一致。核验无误后,库管员使用 PDA 扫描验收单完成高值耗材接收,如图 3.10 所示。

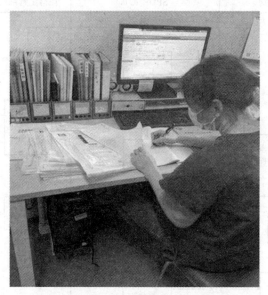

图 3.10　库管员验收高值耗材场景图

SPD 服务人员使用 PDA 科室库上架功能,扫描推送单条码、高值耗材条码、库位条码,将耗材摆放至相应货架,如图 3.11 所示。

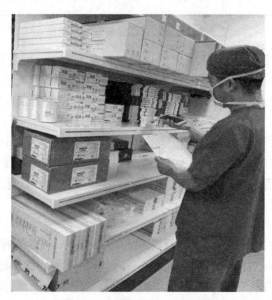

图 3.11　高值耗材上架场景图

（2）操作标准

高值耗材二级库管理操作标准参见本章第二节第一部分：低值耗材普通二级库管理流程中入库环节的操作标准。

3．出库

（1）具体流程

临床护士从科室库取用所需高值耗材，使用完成后，科室计费人员登录 SPD 系统，在科室库管理页面输入患者病案号，通过 SPD 系统与 HIS 系统关联获取患者详细信息，使用扫码枪扫描高值耗材条码，完成高值耗材出库，同时将高值耗材出库信息传给 HIS 系统完成扣费，如图 3.12 所示。

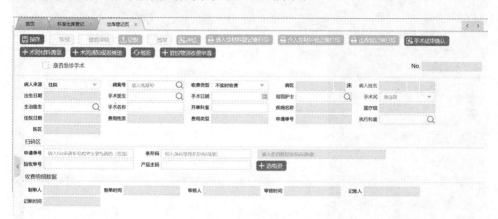

图 3.12　高值耗材出库界面截图

高值耗材收费完成后，需要在 HIS 收费系统进行费用核对，因操作原因导致的错收费，需要第一时间进行系统退费确认，再重新完成计费操作。

（2）操作标准

在高值耗材二级库管理中，耗材不能直接扫码出库，需与计费系统联动，操作标准如下：

①　科室人员至科室库房，按使用需求取出高值耗材，携带至诊疗室或其他耗材使用区域；

②　高值耗材拆封时，需保持 SPD 条码完整，耗材使用后，应将耗材包装转交计费人员；

③　计费人员登录系统，进入计费界面，使用扫码枪扫描 SPD 条码录入病人计费信息，并点击确认按钮，计费系统将计费信息回传 SPD 系统；

④　SPD 系统接收计费信息后，将计费的条码与库存条码匹配，自动扣减该条码的库存信息，完成出库操作。

4．退库

（1）具体流程

当二级库出现高值耗材临近效期、库存量较多、耗材质量有问题等情况，需要

进行退库处理,操作流程如下:

① 使用高值耗材的护士与科室库管员以及服务人员沟通确认退库事宜;

② 科室库管员将要退库的高值耗材交给服务人员,服务人员登录SPD系统打开高值耗材退库界面,扫描或输入高值耗材条码,保存提交并打印科室高值耗材退库单,如图3.13所示;

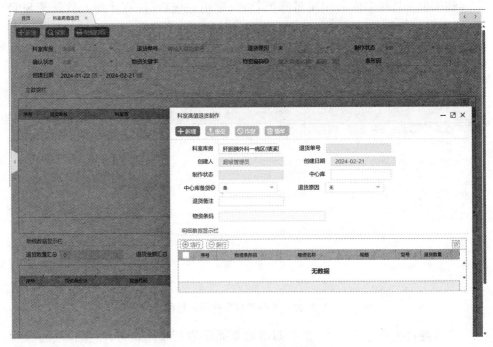

图3.13 高值耗材退库界面截图

③ 科室库管员核对耗材实物和科室退库单并签字确认,由服务人员带回中心库;对于备货类高值耗材,非质量问题直接完成中心库上架,可调配至其他科室使用;专科专用高值耗材经耗材主管部门库管员审核后,上架到退货区,联系供应商进行退货,如图3.14所示。

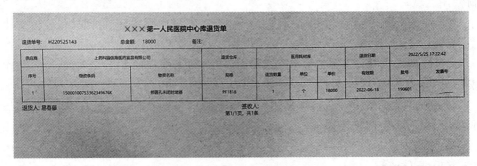

图3.14 高值耗材退库单图

（2）操作标准

退库环节的操作标准与物资的高、低值属性关系不大。高值耗材无论是否为科室库备货，均需退库至中心库做下一步处理。因此高值耗材二级库管理的退库操作，可参见本章第一节第一部分：低值耗材普通二级库管理流程中的退库操作标准。

5. 盘点

（1）具体流程

临床科室盘点工作主要是对科室系统库存和实物库存进行核查比对，高值耗材采用静态盘点和动态盘点相结合的方式，如表 3.1 所示。

表 3.1　临床科室库高值耗材盘点方式

方　式	周　期	内　　容
动态盘点	次/天	① 通过 PDA 扫码库位标签，获取系统中一物一码条码数量，盘点库位上实物数量是否相符，若存在不相符情况，记下漏消耗条码，与库管员核实缘由，防止耗材遗失或漏计费； ② 关注耗材消耗量是否过大，及时联系库管员核实情况，经库管员同意后，对物资备货量进行调整
静态盘点	次/周	① 提前与科室库管员沟通，确定盘点时间，盘点前进行物资取用；盘点时，暂停取用或减少取用次数； ② 服务人员冻结科室二级库库存，打印盘点表，按库位排序逐次盘点； ③ 盘点时对耗材效期、质量、数量做好记录，如有近效期物资，先做好近效期标签的粘贴；如确实无法在效期内完成使用，库管员需要联系耗材管理部门，与供应商确认是否需要及时进行退库处理； ④ 盘点结束后由科室库管员签字复核； ⑤ 分析盘点结果时，如发现偏差，应立即寻找偏差原因，防止耗材遗失或漏计费，并及时补救

（2）操作标准

高值耗材二级库管理中盘点环节的操作，参见本章第二节第一部分：低值耗材普通二级库管理流程中盘点环节的操作标准。

三、耗材智慧二级库管理

（一）整体流程

耗材智慧二级库采用智能墙方式管理，深度结合物联网、自动化、人工智能技术,全面搭载医用物资管理系统平台,主要功能包括智能盘点、存取感知、效期预警、收费出库、智能补货、防丢报警、追溯管理、权限访问控制等,可实现医院二级库无人值守、全面追溯管理。

智能墙支持多种组合方式,提供更多的存储空间,可根据医院基建实际情况定制。同时,智能墙采用前后双柜门、存取分离的方式管理,服务人员从智能墙背面补货入库,医护人员从前门取用出库,如图3.15所示。

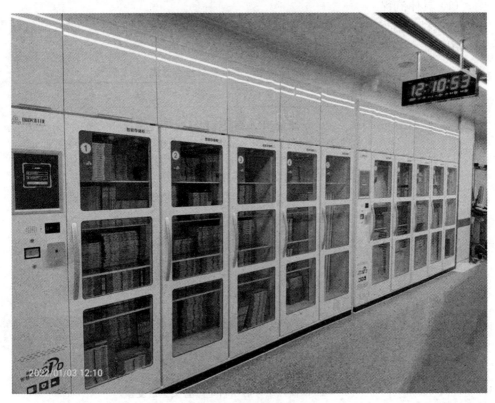

图3.15　智能墙实景图

耗材智慧二级库管理流程如图3.16所示。

(二)具体流程与操作标准

1. 补货

(1)具体流程

当智慧二级库耗材库存降至补货点时,系统自动触发中心库补货报警,具体流程如下:

① 低值耗材定数包管理的物资:波次运行后生成对应科室拣货任务,SPD中心库根据系统释放的波次任务进行拣货、以定数包为单位粘贴RFID射频标签并完成装箱工作。

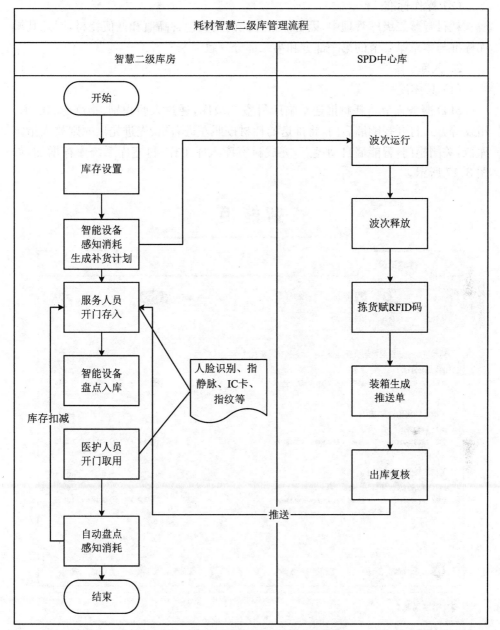

图 3.16　耗材智慧二级库管理流程

② 高值耗材一物一码管理的物资：中心库验收入库时，以最小包装粘贴 RFID 射频标签。

由出库复核员对科室推送单以及物资进行核验无误后推送至科室，完成补货，确保临床科室耗材正常使用。

(2) 操作标准

耗材智慧二级库管理中,因智能柜存储的物资包含高值和低值耗材,因此其操作标准与本章第二节的第一部分和第二部分一致。

2. 入库

(1) 具体流程

SPD 服务人员将耗材推送至临床科室二级库,通过人脸识别、指静脉、IC 卡、指纹等方式打开智能墙后门,将推送的耗材按照左进右出、先进先出原则放入指定库位,关闭柜门,智能墙自动盘点,完成科室库入库工作,科室库系统库存增加,如图 3.17 所示。

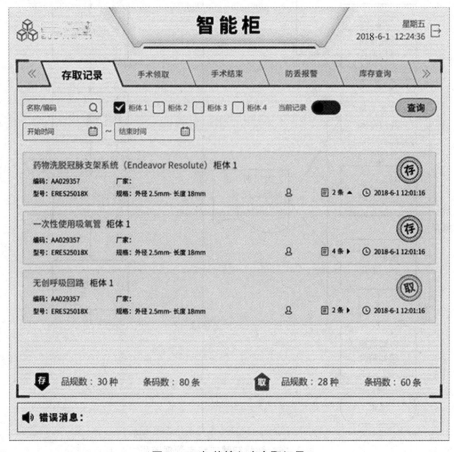

图 3.17　智能墙入库存取记录

(2) 操作标准

由于智能设备参与耗材智慧二级库管理,入库操作标准相对普通二级库管理有所差异,具体如下:

① 耗材推送到科室库后,通知科室医护人员查验推送物资,查验标准如下:

a. 查验包装是否完整,是否有破损、脏污、漏气等异常;

b. 核对标签信息时,确认实物批号、效期是否与标签一致;

c. 针对较高价值、易破损,查验包装内部耗材是否有破碎、变形、断裂等异常。

② 科室医护人员确认无误后,服务人员从智能柜背部打开柜门,按照耗材类别,分别将耗材放置到指定柜体隔间内,摆放整齐并关门。

③ 关门后,智能柜自动对入库物资进行盘点,盘点完成后,存入的耗材自动进入科室库存账目。

④ 服务人员登录智能柜系统的查看存入记录,与推送单明细逐一核对,确定入库数据准确无误。

3. 出库

(1) 具体流程

① 低值耗材定数包出库:临床护士从智能墙取用所需耗材时,通过人脸识别、指静脉、IC 卡、指纹等方式打开智能墙前门,取用所需耗材,关闭柜门,系统自动盘点,完成二级库出库;

② 高值耗材一物一码出库:临床护士从智能墙取用所需耗材时,通过人脸识别、指静脉、IC 卡、指纹等方式打开智能墙前门,取用所需耗材,关闭柜门,系统自动盘点,记录取用信息;

③ 使用完成后,科室计费人员登录 SPD 系统,在科室库管理页面输入患者病案号,通过 SPD 系统与 HIS 系统关联获取患者详细信息,使用扫码枪扫描高值耗材条码,完成高值耗材出库,同时将耗材出库信息传给 HIS 系统完成扣费。

(2) 操作标准

耗材智慧二级库管理的内容包括低值、高值耗材,同类耗材的操作标准一致。因此低值耗材操作可参见本节第一部分:低值耗材普通二级库管理中的出库环节的操作标准;高值耗材操作可参见本节第二部分:高值耗材二级库管理中的出库环节的操作标准。

4. 退库

退库环节的操作标准与物资的高、低值属性无关。耗材智慧二级库管理包含高、低值属性耗材,其退库操作,可参见本章第一节第一部分:低值耗材普通二级库管理流程中的退库操作标准。

5. 盘点

(1) 具体流程

智慧二级库盘点工作主要依赖于智能设备,每次智能墙存、取关门时,通过 RFID 射频技术识别标签信息,系统完成自动盘点。

此外,SPD 服务人员每周还会进行一次盘点工作,具体流程与低值耗材普通二级库一致。

(2) 操作标准

耗材智慧二级库管理中盘点环节的操作,参见本章第二节第一部分:低值耗材普通二级库管理流程中盘点环节的操作标准。

四、低值耗材三级库管理

（一）整体流程

定数包耗材在扫码消耗后，二级库库存减少，三级库库存增加；耗材使用完成后，SPD系统自动关联HIS收费系统，三级库库存减少，完成耗材出库，如图3.18所示。

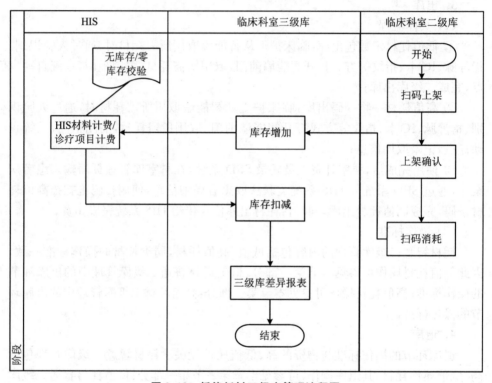

图3.18 低值耗材三级库管理流程图

（二）三级库分类

1. 直接计费耗材三级库管理

直接计费耗材，如留置针，在收费系统中有直接收费项目，可以直接计费。

2. 非单独计费耗材三级库管理

非直接计费耗材，如纱布等，需要按照诊疗项目收费物资管理，如按照大换药、静脉输液等诊疗项目进行收费管理。

（三）具体流程与操作标准

1. 补货

（1）具体流程

临床护士根据每日医嘱信息，从临床二级库房拿取所需耗材，补足换药室、诊疗室、治疗车等场所的耗材量，实际完成三级库补货。

（2）操作标准

由于三级库未作严格的库位管理，其补货操作可从系统和物理两个层面阐述。

在系统层面，低值耗材在二级库扫码消耗的同时，系统即时增加了三级库库存，完成了三级库的补货和入库操作。因此，可将本章第二节第一部分的低值耗材普通二级库管理的出库操作标准，作为三级库的补货操作标准。

在物理层面，二级库消耗出库后，耗材实物从科室库转移至换药室、诊疗室、治疗车等三级库区域，在补货的同时完成了耗材的入库，具体操作标准如下：

① 耗材消耗成功后，整齐堆放在转运车上，重物在下，轻物在上，不规则/柔软包装物资放置在护栏内，以防止耗材跌落；

② 将转运车平稳推至三级库区域，从上至下把耗材转移并摆放在操作台上；

③ 按需将定数包包装拆分为最小使用包装，拆分后的耗材按照从左到右，从下到上，从后到前，整齐摆放在对应的三级库库位。

2. 入库

（1）具体流程

临床护士通过 PDA、扫码一体机或智能墙扫码取用耗材，完成耗材从二级库出库，三级库系统库存自动增加。

（2）操作标准

二级库补货和入库同时完成，入库操作标准参见本小节补货操作标准。

3. 出库

（1）具体流程

SPD 系统和 HIS 收费系统完成收费项目和诊疗项目接口对接。

① 医嘱收费项目：患者使用耗材后，医护人员通过手动输入或扫描产品自身码，完成收费；HIS 收费成功后，将收费项目信息传给 SPD 系统完成三级库耗材出库；部分诊疗项目收费耗材目录如图 3.19 所示。

② 诊疗项目（含文字医嘱）：服务人员与科室护士匹配各收费项下对应的物资及使用数量，部分诊疗项目不收费耗材目录，如图 3.20 所示。

③ 科室护士执行诊疗项目后，HIS 系统将诊疗项目信息传给 SPD 系统，完成耗材 SPD 系统三级库耗材出库。

（2）操作标准

低值耗材三级库出库是系统根据设置的参数，自动触发的库存扣减操作。需

人工参与的内容为库存扣减前的准备工作,即明确医嘱收费项、诊疗项目、文字医嘱与低值耗材的对应关系,操作标准如下:

项目	收费情况	收费编码	HIS收费编码	收费费用	所用耗材	对应SPD中物资
					内科片诊疗项目收费消耗卫生材料目录	
静脉输液		503	5869	8	输液皮条1付,棉签5根,针尖1个,压脉带1根,3M输液贴1付、注射器20ml/10ml各1付	15003000442 一次性使用输液器 带针 15003000585 棉签 15003000550 一次性使用无菌注射针0.9#(3、21、30区) 15003000551 一次性使用无菌注射针1.2#(3、11、21、29、30区) 15003000552 一次性使用止血帽 15003000289 医用输液贴 15003000556 一次性使用加药注射器 带针20ml 15003000448 一次性使用无菌注射器 带针10ml
吸痰	ICU不收	XTHL	5832	5	吸痰杯2个,手套1付	15003000154 痰杯 15003000138 一次性使用PE检查手套
吸痰	(11区)30	XTHL	5832	5	手套1付和第四行	15003000138 一次性使用PE检查手套
小换药		573	5892	6.5	换药包1个,纱布2片,胶带30cm	15003000438 一次性使用换药包 15003000372 医用纱布片2片装 15003000368 医用纱布片5片装(3区) 15003000599 透气胶带
腹透出口处换药	29区	572	以小换药来处理		棉球1包,棉签1包,换药包1个,无菌手套1付,一次性口罩1个,3M加压固定贴	15003000352 脱脂棉球0.3g*10粒 15003000585 棉签 15003000438 一次性使用换药包 15003000134 一次性使用灭菌橡胶外科手套6.5#有粉 15003000135 一次性使用灭菌橡胶外科手套7#有粉(3、11、26区) 15003000136 一次性使用灭菌橡胶外科手套7.5#有粉(3、21、29、30区) 15003000294 一次性使用医用口罩(11、21、26、29、30区) 15003000396 伤口敷料(3666CU)

图3.19 诊疗项目收费耗材目录

项目	收费情况	收费编码	收费费用	所用耗材	对应SPD中物资
				内科片不收费医嘱对应消耗耗材目录(文字医嘱维护为诊疗项目)	
口腔护理	不收费			换药包1个,棉球1包	15003000438 一次性使用换药包 15003000352 脱脂棉球0.3g*10粒 15003000353 脱脂棉球0.3g*50g(3区)
会阴护理	不收费			换药包1个,别针,乳胶手套1付	15003000438 一次性使用换药包 15003000389 检查手套 无粉乳胶XS(11、30区) 15003000600 检查手套 有粉S(29、30区) 15003000601 检查手套 有粉M(3、26、30区) 15003000602 检查手套 微粉L(3、29区)
备皮	不收费			一次性备皮包1个	15003000381 一次性使用备皮包
肛塞	不收费			润宝1支,一次性乳胶手套1付	15003000590 医用润滑液(医用润宝) 15003000389 检查手套 无粉乳胶XS(11、30区) 15003000600 检查手套 有粉S(29、30区) 15003000601 检查手套 有粉M(3、26、30区) 15003000602 检查手套 微粉L(3、29区)
床单位消毒	不收费			一次性床罩1个	15003000156 一次性消毒床罩 一个病人一次 随病人数量变化
气管切开换药	不收费(23区)			换药包一个,开口纱布2块,线带40cm	15003000438 一次性使用换药包 15003000372 医用纱布片2片装
胸腔闭式引流管拔管(粗管)	不收费(11区)			灭菌手套1付,灭菌凡士林纱布2片,拆线包1个,纸胶带40cm,灭菌脱脂棉球1包	15003000134 一次性使用灭菌橡胶外科手套6.5#有粉 15003000135 一次性使用灭菌橡胶外科手套7#有粉(3、11、26区) 15003000178 灭菌凡士林纱布10cm*10cm(3、26、30区) 15003000180 灭菌凡士林纱布10cm*20cm(30区) 拆线包非SPD物资 15003000393 医用胶带(1530C-0 微孔透气型) 15003000352 脱脂棉球0.3g*10粒

图3.20 诊疗项目不收费耗材目录

① 搜集和整理临床科室医嘱收费项、诊疗项目、文字医嘱对应的耗材品种和用量信息,形成文档;

② 将医嘱收费项、诊疗项目、文字医嘱对应的耗材品种和用量信息与临床科室确认,明确对应关系,并签字确认;

③ 登录系统,在医嘱收费项维护界面,根据科室确认信息,对收费项目维护相应的耗材品种和数量信息;

④ 系统设置完成后,当计费系统产生医嘱计费,并将计费信息回传 SPD 系统后,SPD 系统根据计费信息中对应的收费项目自动扣减三级库库存。

4．报损和退库

（1）具体流程

当三级库出现耗材污染情况时，需要进行报损处理，出现质量问题时，需要进行退货处理，具体流程如下：

① 报损流程：由于耗材储存或不当操作造成的耗材损毁或污染，需在 SPD 系统登记损毁耗材的信息及报损人，经科室内部流程审核完成，三级库库存扣减，实物做医疗垃圾处理。

② 退库流程：如发现耗材质量问题，使用护士与库管员以及服务人员须沟通确认退库事宜，按照低值耗材退库流程进行处理，三级库库存扣减。

（2）操作标准

① 报损流程如下：

a．报损由科室发起，在 SPD 系统制作报损单，经由科室负责人审批；

b．制作报损单前，需将报损耗材归集一处，进行分类清点；

c．报损时，需在报损界面选择对应的耗材品种、规格、型号，填写准确的报损数量，并选择明确报损原因；

d．报损单审核通过后，扣除三级库库存，报损耗材按医疗废弃物流程处理。

② 三级库退库的后续处理有两步，即，三级库退二级库，二级库退中心库。

其中二级库退中心库，为常规退库操作，标准可参见本章第一节第一部分：低值耗材普通二级库管理流程中的退库操作标准，不作赘述。

三级库退二级库，为二级库消耗出库的反向操作，即反消耗，其操作标准如下：

a．三级库仅当耗材存在因供应商责任导致耗材无法使用时，才可发起退库（反消耗）操作；

b．反消耗前，科室需线下与服务人员达成一致，确定后续处理方案；

c．反消耗时，需将反消耗耗材归集一处，并确认定数包标签条码信息；

d．在反消耗界面，录入条码信息，点击反消耗按钮，完成反消耗。

5．盘点

（1）具体流程

低值耗材三级库盘点工作主要是盘点治疗室、治疗车已完成系统出库的物资，连同系统三级库库存进行核验，采用静态盘点的方式，由 SPD 服务人员通过盘点前、盘点中与盘点后三个阶段进行盘点工作。

① 盘点前工作要点如下：

a．与科室库管员提前确定盘点时间，一般在科室医嘱收费执行后盘点；

b．打印三级库盘点表格（图 3.21），让临床科室执行当天医嘱收费；

c．对于科室预收费的耗材，在盘点时要扣除其数量，避免三级库库存数量出现误差。

② 盘点中工作要点如下：

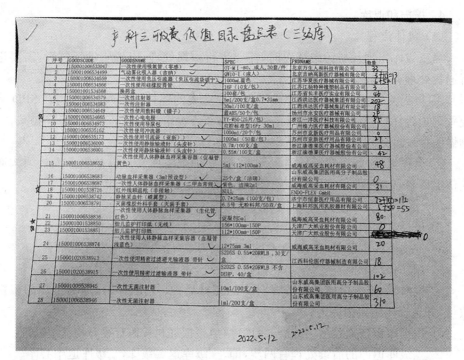

图 3.21　三级库盘点表

a. 盘点人员协助科室护士长或库管员,对科室三级库进行盘点;

b. 根据科室预收费的情况,做好盘点减库存的准备;

c. 对盘点表中未出现的耗材做好记录,询问护士长是否进行收费,查询基础资料物资维护情况,根据需要进行科室新增物资维护工作。

③ 盘点后工作要点如下:

a. 盘点完之后,在系统上进行三级库初始化设置,库管员或护士长在录数据时进行协助,数据录完后进行审核,并在盘点表签字确认;

b. 确认无误后,在系统点击"保存-提交-系统初始化",形成三级库差异率报表(图 3.22)和不可收费报表;

c. 对差异率报表形成的原因进行分析,与护士长沟通确定盘点耗材数据差异原因,判断是否是在科室损耗正常范围内,要重点关注出现较大差异的耗材。

(2) 操作标准

低值耗材三级库管理中盘点操作可参照静态盘点,盘点频率为每月一次,其他可参见本章第二节第一部分,低值耗材普通二级库管理流程中盘点环节的静态盘点操作标准。

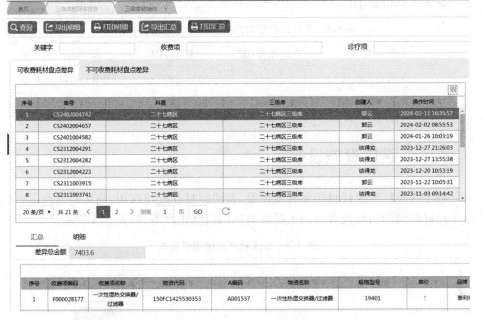

图 3.22　三级库差异率报表

第三节　规范与制度

一、二级库基本要求

为便于各科室耗材的就近取用,临床科室库一般分布在科室周边位置,日常需要做好通风和清洁工作,保证库房内无明显垃圾、灰尘、水渍、蜘蛛网等,并保持库房墙面、地面、货架、桌面整洁卫生。

根据耗材存放需要,临床科室库分为常温库、阴凉库和冷藏库,并设置相应的温度与湿度,如表3.2所示。

表 3.2　各库房类型对应临床科室及温度要求

库房类型	温度要求(℃)	相对湿度
常温库	0～30	35%～75%
阴凉库	0～20	35%～75%
冷藏库	2～8	/

临床科室根据不同库房类型应满足相应基建要求,如表3.3所示。

表3.3 各库房类型对应临床科室库房基建要求

库房类型	空间面积(m^2)	强电(V)	弱 电
普通二级库房	5~10	220	WiFi/网口
智慧二级库房	4~7	220	网口

二、二级库设施设备

基于临床科室库耗材实际管理需要,方便耗材存放与取用,临床科室库需部署用于耗材存储的物理设备及用于耗材消耗的信息化设备,如表3.4所示。

表3.4 临床科室库设施设备表

名 称	用 途	图 示
货架	用于存放箱体较小、件数较少的常规耗材	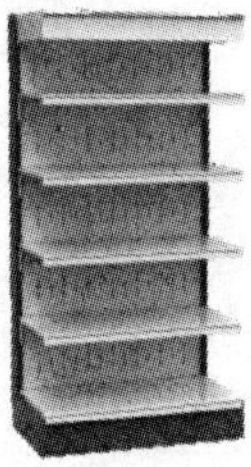
库位隔板	用于区分不同型号规格耗材	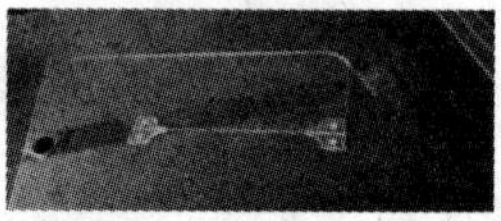
磁吸库位标签	吸附在货架上用于提示耗材库位的标签	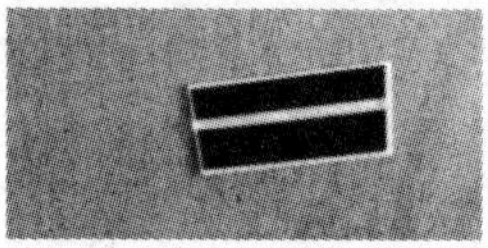

名　　称	用　　　途	图　　示
PDA 扫码终端	低值耗材定数包标签日常扫码消耗	
扫码一体机	低值耗材定数包标签日常扫码消耗	
扫码枪	高值耗材扫码计费	
智能墙	基于 RFID 射频技术的智慧二级库	

注：PDA 扫码终端与扫码一体机功能相近，可视临床库房实际情况进行选用。

三、二级库管理规范

为进一步保障 SPD 管理模式下的临床耗材使用，需制定包括临床科室二级库人员秩序及库内作业流程在内的相关管理规范，并张贴上墙，具体如下：

第一条 科主任和护士长是科室二级库房第一负责人，负责科室二级库的管理工作，并指定专人负责物资的定数包扫码消耗工作。

第二条 科室二级库责任人负责科室系统权限、品种目录、定数包库存设置、品种退库等变更事项的申请工作。

第三条 科室二级库接受中心库的监督和管理，科室不得私自变更二级库的使用范围。

第四条 科室二级库需张贴医用耗材取用消耗流程及SPD服务人员联系方式，遇到问题及时联系SPD工作人员。

第五条 科室二级库内耗材由中心库加工下送，依据先进先出、左进右出原则整齐摆放，科室负责上架确认，非SPD配送的耗材不得入库上架；SPD配送人员不得私自调换物资，一经发现立即停职检查，查明原因后视情况追究责任。

第六条 科室二级库内耗材使用前，医护人员必须检查产品包装和产品质量，检查无误后由科室指定专人负责扫码消耗；凡有质量问题的产品应停止使用、就地封存，并及时通知中心库，中心库负责登记，并在1个工作日内报送仓储科和采购员。

第七条 SPD工作人员定期对二级库库存进行盘点，若发现账物不符，科室须及时查明原因，协调解决。

第八条 科室盘存过程发现有漏消耗情况，需要及时做好记录，并与科室签字确认，由科室自行完成补消耗工作。

第九条 科室医护人员应协助SPD工作人员定期对在库品种进行养护和效期检查，接近效期产品须及时与中心库进行调换。

第十条 高值耗材系统每月定期自动生成二级库消耗结算汇总单，二级库负责人员审核确认后签字，提交一级库进行成本入出库和结算工作；低值耗材系统每月根据定数包扫描消耗数据，自动生成科室成本。

四、三级库管理规范

第一条 科室三级库在科主任和护士长指导下，由专人负责每日科室病人医用耗材使用记录统计、系统录入、执行收费等工作。

第二条 科室三级库应接受中心库的统一管理，科室协助中心库做好每月三级库盘点、库存初始化工作。

第三条 科室三级库耗材必须经二级库扫码消耗后，方可在病区使用；三级库库存充足的情况下，不宜在二级库取用耗材。

第四条 科室三级库耗材在病区的使用过程中，若出现耗材质量不合格等问题，应停止使用，按有关规定上报处理，中心库同时做好登记工作。

第五条　科室三级库中直接计费耗材,科室进销存数据精确统计科室二级库出库、病区 HIS 收费、三级库剩余库存。

第六条　科室三级库中诊疗项目消耗耗材,科室进销存数据精确统计科室二级库出库、病区 HIS 收费、三级库剩余库存。

第七条　科室三级库中日常消耗耗材,不纳入三级库进销存管理。

第八条　若科室使用其他病区非本科室目录表中耗材,科室需转移病人信息至其他病区收费。

第九条　科室应做好三级库进销存报表差异数据问题分析工作。

第四章　手术室管理

第一节　管理目标、内容与方法

一、管理目标

零库存:耗材扫码确认后,物权由供应商转至医院视同消耗进入结算流程。

定期付结:按月定期核算累计消耗数据,供应商接收确认开票,医院收到发票后开始付款流程。

高值可溯源、解放医护:SPD 模式可实现医用耗材的配送、验收、入库、出库、接收、出库指定病人全流程条码追溯管理;对于患者来说,耗材流转有迹可循,耗材收费有据可查,过程清晰透明,能最大程度保障患者的用耗安全;SPD 模式将医护人员从繁杂的物料管理工作中解放出来,充实了临床一线,提升了患者的诊疗服务体验。

科室杜绝跑冒滴漏、医院库存资金零占用、去成本中心;供应商业务全面线上化,减少工作量、增强订单接收时效性、提高订单接收准确性;实现全程追溯管理。

二、管理内容

手术室是为病人提供手术及抢救的场所,是医院的重要技术部门。手术室耗材管理的内容依据耗材的属性以及手术室内部管理流程可分为:低值耗材二级库管理、高值耗材智能柜管理、高值耗材智能屋管理、术式套包管理、手术材料包管理、术间三级库管理等。

三、管理方法

低值耗材二级库管理主要针对价格较低的耗材,通常采用定数包管理的方式,通过分析耗材的历史使用量,设置库存的最大库存量、补货点及安全库存,确保库存充足;高值耗材管理存在多样性,以智能硬件(智能柜、智能屋)管理为辅助,配合自身码管理、定数管理,可实现耗材溯源管理的目标。

备台方面,为了降低手术备台的压力,手术室会有一些特色化的建设内容,如术式套包管理、手术材料包管理,即按照手术类型将耗材定数、定量地组装到同一标准套包中,根据手术室手术排程,实现按需领用的耗材管理模式;三级库方面,为了实现精细化管理,引进了术间用耗三级库定数管理,便于术间更好地监督管理可收费物资的收费情况;配送方面,为了降低配送压力,为术间配送引进了推送机器人。

第二节　流程与标准

一、低值耗材二级库

（一）整体流程

手术室低值耗材二级库采用定数包形式进行管理,运营流程主要包括定数包接收、上架、消耗、退货和盘点5个环节。SPD中心库根据手术室低值耗材定数包扫码消耗信息,定期向手术室库房进行推送补货,手术室运营人员接收拆箱后将耗材扫码上架到对应库位,手术室库管员完成系统接收确认,如图4.1所示。

（二）具体流程与操作标准

1. 接收

（1）具体流程

手术室低值耗材按照实际管理需求,采用SPD中心库备货模式,当手术室低值耗材定数包扫码消耗降到补货点时,会自动触发中心库生成补货计划,中心库完成拣货、加工后,由中心库运营人员配送到手术室,如图4.2所示。

手术室运营人员核对耗材名称、数量、批号等信息,在拆包接收区中从配送箱中或外包装箱中接收定数包耗材,如图4.3所示。

（2）操作标准

① 低值耗材接收前核对是否有加工、赋码;

② 协助库管老师对低值耗材进行清点,核对耗材的品名、规格、数量、批号和效期。

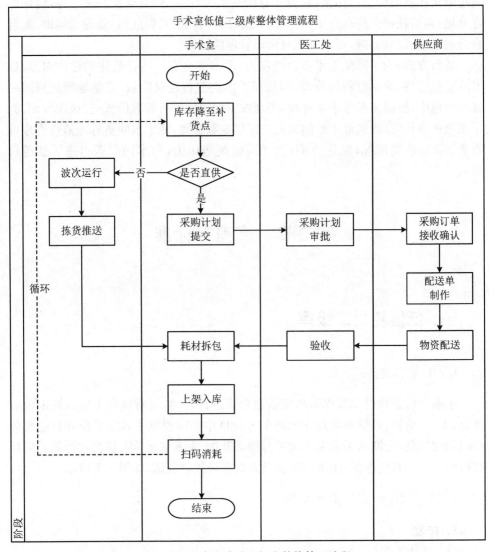

图 4.1　手术室地址二级库整体管理流程

2. 上架

（1）具体流程

手术室运营人员登录 PDA 设备进入手术室科室二级库，选择科室库上架功能，扫描推送单条码，逐一扫描定数包标签，根据 PDA 指定库位，遵循左进右出、先进先出原则，扫描库位标签完成低值耗材定数包上架，如图 4.4 所示；在上架完成后，手术室库管员在系统中进行上架确认操作，如图 4.5 所示。

（2）操作标准

① 核对无误后再进行接收，并由科室医护人员在系统上完成上架确认；

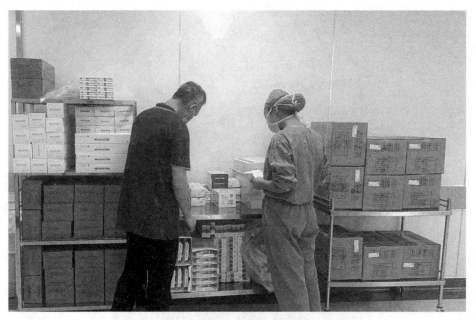

图 4.2 中心库配送

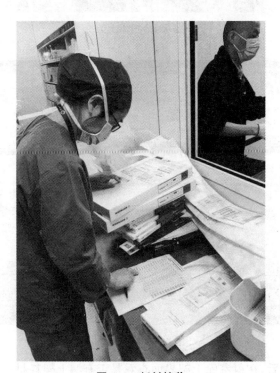

图 4.3 耗材接收

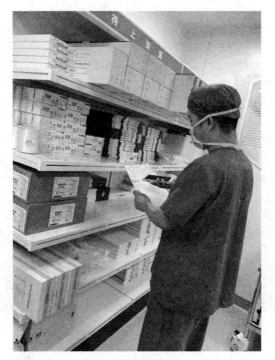

图 4.4　扫码上架

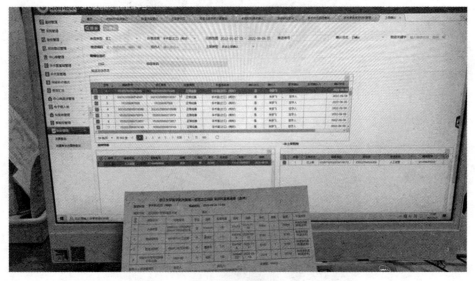

图 4.5　接收确认

②上架完成后,在科室库上架界面查看是否有漏上架耗材;

③低值耗材需在整件库内或指定区域进行拆零,不得将耗材外包装带入无菌室拆零。

3. 消耗

（1）具体流程

手术室运营人员定期巡检手术室拆零库的库存量,每天定期从低值耗材定数包区遵循左进右出、先进先出原则,扫码取出定数包耗材送往拆零库进行补货,如图4.6所示。

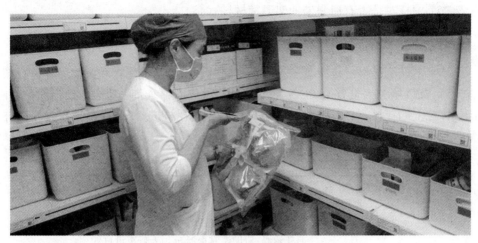

图4.6　扫码消耗

（2）操作标准

① 每天上下班时各进行一次拆零库的补货,将常用耗材拆零库货位补满,确保拆零量足够当天手术使用;

② 手术室低值耗材由手术室专员用库房管理员账号代消耗,每天下班前巡检低值耗材库货架,确保及时消耗,不能漏消耗。

4. 退货

（1）具体流程

① 定数包低值耗材由手术室库管员和手术室护士长确认是否做退货处理,符合退货要求的,可以执行退货操作;

② 手术室库管员登录SPD系统,在科室低值耗材退货界面扫描耗材定数包条码,完成系统退货登记;

③ 打印退货单,手术室库管员签字确认;

④ SPD服务人员将退货耗材与退货单带回中心库,在中心库退货区扫码上架,并及时查询是否遗漏未上架退货耗材。

（2）操作标准

① 手术室退货由科室医护人员发起,并与手术室二级库管理员沟通,符合退货要求的耗材,可以进行退货操作;

② 手术室已拆封使用的耗材,视为已消耗,除存在耗材质量问题确需召回处

理外,不允许退货;

③ 科室医护人员在 SPD 系统中发起系统退货,科室医护人员与二级库管理员在科室退货单上签字确认,且需当面完成清点交接工作,不允许将耗材带回中心库后再自行补完系统操作流程;

④ 手术室退货耗材由推送员带回中心库,在中心库扫码上架,及时在中心库上架查询中核对是否有遗漏未上架退货材料。

5. 盘点

(1) 具体流程

手术室低值耗材二级库盘点工作主要是对手术室系统库存和实物库存进行核查比对;SPD 服务人员登录 PDA 系统,选择"库位库存查询"功能。扫描库位,并清点库位上的耗材,与系统数据核对;对有差异的耗材进行复盘,查找差异原因并及时处理,如表 4.1 所示。

表 4.1　手术室低值耗材二级库盘点方式

方　式	周　期	内　　容
动态盘点	次/天	① 盘点库位上定数包数量与实物数量是否相符,记下漏消耗条码,协助库管员联系相关科室进行处理; ② 核对上架耗材的数量效期是否一致,及时做好差异记录; ③ 关注耗材消耗量是否过大,是否需要调整定数包参数
静态盘点	次/周	① 盘点前打印盘点表,按库位排序逐次盘点; ② 盘点时对耗材效期、质量、数量做好记录; ③ 盘点结束后由库管员签字复核; ④ 分析盘点结果时,如发现偏差,应立即寻找原因,如拣货错误、出货错误、收货错误、科室库漏消耗、库房转换错误等,及时补救

注:近效期盘点指 SPD 系统会对近效期的耗材发出提醒,SPD 服务人员在动态盘点和静态盘点中核查对应耗材,并张贴近效期标识:① 效期低于 6 个月贴黄色标签;② 效期低于 3 个月贴红色标签。

(2) 操作标准

① 二级库的低值耗材每天需要进行动态盘点,每周进行一次全盘;

② 如有漏消耗等情况,需将漏消耗信息反馈至科室医护人员进行补消耗,并由科室医护人员签字确认。

二、备货类高值耗材二级库管理

（一）整体流程

手术室高值耗材二级库管理与低值耗材二级库管理较为相似，主要区别在于高值耗材采用一物一码形式进行管理且直接在手术室二级库进行备货，二级库根据使用情况直接生成采购计划。

采购层面，供应商在制作配送单时，直接扫描产品自身码（UDI 码），即可直接填充该耗材相关基本信息。UDI 码将贯穿整个物流流程，耗材计费同样也是直接扫描 UDI 码来完成。

在存储方式上，手术室备货类高值耗材主要使用智能柜、智能墙及智能屋等智能存储设备管理。

1. 前期准备

对于智能柜管理高值耗材，应先整理智能柜备货耗材目录及配套表，通过智能柜系统设置对应库存量。

2. 管理流程

备货类高值耗材库存降至补货点，手术室二级库生成采购计划并提交至医工处审核，审核通过后由中心库发送至供应商，供应商将耗材送至 SPD 中心库并赋码，由库管人员进行验收，验收合格后对智能柜管理高值耗材赋 RFID 码再下送至手术室库房。

采用智能柜管理的耗材扫码入库至智能柜。当需要使用耗材时，再由巡回护士从对应智能柜或高值耗材区货架取用耗材。手术结束后对使用过的耗材进行扫码计费，未使用的耗材进行回库操作，如图 4.7 所示。

（二）具体流程与操作标准

1. 补货

（1）具体流程

① 智能柜管理：根据手术室高值耗材历史消耗数据，在智能柜管理系统设置补货基数，当智能柜高值耗材库存降至补货点时，自动生成补货报警计划，并生成对应采购订单，中心库接收后发出采购计划，供应商将高值耗材送至中心库，经验收后送至手术室库房。

② 智能屋管理：因体积过大或其他原因无法存放至智能柜的高值耗材，放置在智能屋进行管理。根据手术室高值耗材历史消耗数据，可设置存放的耗材的最大库存量、补货点量、安全库存量，在耗材量降至补货点时通知补货，保持耗材充足。

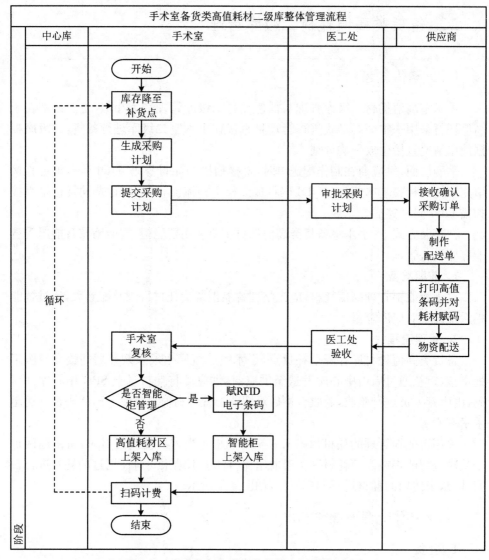

图 4.7 手术室备货类高值耗材二级库管理流程

（2）操作标准

① 生成采购计划后，需要根据实际情况确定是否需要立即执行，不需要立即执行的可暂不提交，不再需要执行的可在采购计划查询里作废；

② 高值耗材的采购计划由科室的定数设置直接触发或由科室库老师请领发起，系统会以科室为单位进行汇总；

③ 提交采购计划时，需要注意是否存在管控类耗材，管控类耗材的管控量会影响采购计划的提交，若采购计划中管控类耗材数量超过管控量，系统会提示剩余量不足，可在提交界面进行修改，把采购量调整为管控剩余量即可；

④ 采购计划的审批和转订单需要由院方专人操作,若经院方授权也可由 SPD 服务人员协助处理。

2. 入库

（1）具体流程

① SPD 服务人员核对装箱耗材与推送单信息,通过手术室专用无菌通道推送至手术室库房,拆除耗材外包装;

② 手术室库管员核对耗材的数量、批号、效期、有无损坏等情况,确认无误后在推送单上签字;

③ 非智能柜管理耗材扫码上架至高值耗材区货架对应库位;智能柜管理耗材先在 SPD 系统 RFID 标签对照界面,扫描高值耗材条码与 RFID 标签进行两码对照,由 SPD 服务人员使用指纹或门禁卡开柜,将耗材码放整齐,避免产生 RFID 条码重叠等情况,如图 4.8 所示;

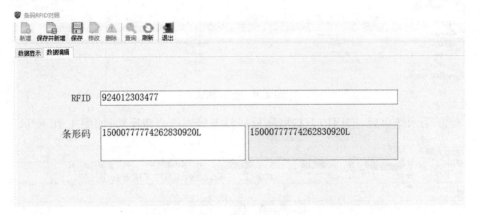

图 4.8 对照高值耗材条码与 RFID 标签

④ 手术室库管员在 SPD 系统 PC 端或科室壁挂一体机界面进行科室库上架确认,如图 4.9 所示。

（2）操作标准

① 高值耗材接收前核对是否有赋码;

② 协助手术室库管员对高值耗材进行清点,核对耗材品名、规格、数量、批号、效期;核对无误后再进行接收,并由科室医护人员在系统上完成上架确认;

③ 高值耗材 RFID 标签粘贴牢固且不遮挡重要产品信息,相同耗材每次粘贴的位置保持一致,整齐摆放在智能柜中。

3. 取用计费

① 巡回护士根据使用需求取用耗材;存放在货架的耗材直接拿取;存放在智能柜中的耗材,通过指纹或门禁卡开柜取用,取用后关闭柜门,自动触发智能柜盘点,系统自动记录耗材取用信息、拿取人信息及拿取时间;

② 将从库房拿取出来的耗材放入手术室物流机器人中,并设定需要送达的术

间；待机器人送到后，将对应术间耗材拿出即可；

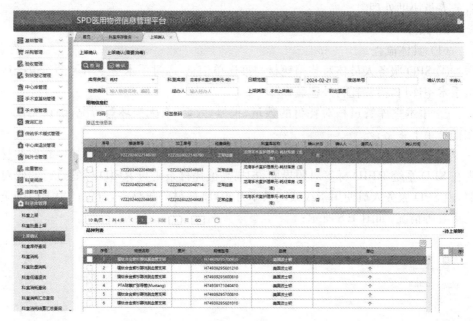

图 4.9　上架确认

③ 手术结束后，巡回护士扫描高值耗材条码进行收费操作，如图 4.10 所示。

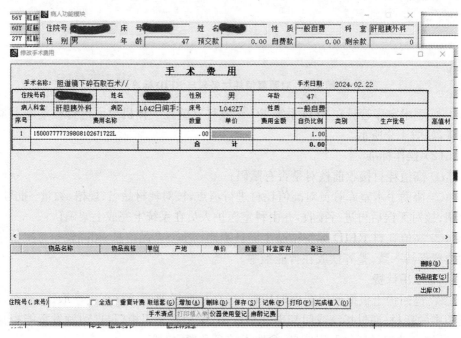

图 4.10　扫码计费

目前计费模式有以下两种：

a. 通过 HIS 系统进行扫码计费并确认提交后通过系统接口将收费信息同步至 SPD 系统，生成收费记录并完成库存扣减；

b. 通过在 HIS 界面挂载 SPD 系统收费界面，通过界面跳转，直接在 SPD 界面完成收费操作，并同步将收费信息传递给 HIS 系统。

4. 回库

（1）具体流程

手术结束后，巡回护士对未使用的高值耗材进行回库，核对需回库高值耗材与实物数量是否一致：

① 若数量一致，须将高值耗材整齐摆放回智能柜中或者高值货架对应库位上；

② 若数量不一致，SPD 服务人员记录问题并向手术室库管员报备，找到对应巡回护士进行解决，问题解决后再次进行核对登记等操作。

（2）操作标准

手术结束，术间护士返还高值耗材，护士巡回记录单随高值耗材返回，手术室专员负责套包内耗材和巡回单，原则上价格相对较高的耗材必须清点核对清楚，而后再进行系统回库。

5. 退货

（1）具体流程

① 手术室库管员将要退货的高值耗材交给 SPD 服务人员；

② SPD 服务人员登录 SPD 系统打开高值耗材退库界面，扫描或输入高值耗材条码，保存、提交并打印科室高值耗材退库单；

③ 手术室库管员核对耗材实物和科室退货单并签字确认，由 SPD 服务人员带回中心库，上架到退货区，经医工处库管员审核后，联系供应商进行退货。

（2）操作标准

① 手术室退货由退货科室相关医护人员发起，并与手术室二级库管理员沟通，符合退货要求的耗材，可以进行退货操作；

② 手术室已拆封的耗材，视为已消耗，除因耗材质量问题确需召回处理外，不允许退货；

③ 退货科室退货发起人在 SPD 系统中发起系统退货，科室退货发起人与二级库管理员在科室退货单上签字确认，且需当面完成清点交接工作，不允许将耗材带回中心库后再自行补完系统操作流程；

④ 手术室退货耗材由推送员带回中心库，在中心库扫码上架，及时在中心库上架查询中核对是否有遗漏未上架退货材料。

三、骨科类耗材管理

（一）骨科类耗材管理特点

① 医院的骨科耗材存放和使用管理难度大，涉及多个部门，如耗材管理部门、消毒供应室、手术室；

② 医院的骨科耗材的品种多，如不按照规格详细拆分，就不能实现对每个耗材的追溯管理；

③ 医院的骨科耗材品类规格多，单价高，存放不便，存储在医院科室中有丢失风险；

④ 因骨科耗材属于专科耗材且涉及金额较大，大量备货存在资金占用的问题，故供应商不愿意把耗材长期大量存放在医院。

根据医院规模大小、医生个人习惯等因素，目前骨科耗材存在三种管理方式：骨科跟台管理模式、骨科备货管理模式和自助配送管理模式。

（二）骨科耗材管理模式

1. 骨科跟台管理模式（手术申请单模式）

（1）整体流程

① 准备流程如下：

a. 系统接口联动：手术申请单接口、高值耗材收退费接口、院内基础数据同步接口（HIS 收费项、科室部门、人员），SPD 院内物流与供采平台系统联动，另外 SPD 系统需要与院内 HIS 系统进行接口互通；

b. 基础资料梳理：确认骨科耗材供应商及在用骨科耗材目录，按照省级采购平台及医院准入明细确认骨科基础资料信息；

c. 资料审核维护：根据在用骨科耗材明细，按照规格型号进行拆分，实现一个材料字典对应一个规格型号，形成材料字典导入模板，经耗材管理部门审核无误后，导入到系统中，如图 4.11 所示；

15003008271	解剖型金属锁定接骨板系统-L型钢板	JSW（Q）96 L型锁定钢板 5孔	个	4096
15003008272	解剖型金属锁定接骨板系统-L型钢板	JSW（Q）96 L型锁定钢板 6孔	个	4096
15003008273	解剖型金属锁定接骨板系统-L型钢板	JSW（Q）96 L型锁定钢板 7孔	个	4096
15003008274	解剖型金属锁定接骨板系统-L型钢板	JSW（Q）96 L型锁定钢板 8孔	个	4096
15003008275	解剖型金属锁定接骨板系统-L型钢板	JSW（Q）96 L型锁定钢板 9孔	个	4096
15003008276	解剖型金属锁定接骨板系统-L型钢板	JSW（Q）96 L型锁定钢板 10孔	个	4096

图 4.11　骨科耗材

d. 骨科耗材组套确定：骨科耗材供应商根据所供产品品牌及手术类型，按照骨科耗材组套形式进行材料字典信息组套设计，并经科室医生审核后确定组套内

耗材合理性,如图 4.12 所示;

序号	手术名称(组套名称)	手术类别(组套类别)	耗材品牌	耗材名称(该手术对应所备的所有耗材)	耗材规格
1	xxx部位远端内固定	创伤类	×××	空心螺钉6.5mm(空心螺钉系统)(30-120mm,d等于5mm)(钛合金 施乐辉)	30-120mm,d=5mm
				钛合金垫片(8*4mm)(钛合金 施乐辉)	8*4mm
				钛合金垫片(6.5*12.7mm)(钛合金 施乐辉)	6.5*12.7mm
				2.5mm空心螺钉(空心螺钉系统)(不锈钢 施乐辉)	8-20mm,d=1mm;20-40mm
				空心螺钉7.0mm(空心螺钉系统)(30-110mm,d等于5mm)(不锈钢 施乐辉)	30-110mm,d=5mm
				空心螺钉4.0mm(空心螺钉系统)(20-70mm,d等于2mm)(不锈钢 施乐辉)	20-70mm,d=2mm
				3.0mm空心螺钉(空心螺钉系统)(不锈钢 施乐辉)	8-20mm,d=1mm;20-40mm
				3.0mm可埋头空心螺钉(空心螺钉系统)(不锈钢 施乐辉)	8-20mm,d=1mm;20-40mm

图 4.12 骨科耗材组套表

e. 骨科耗材组套维护:供应商与科室确认后的骨科耗材组套,在系统上进行组套维护或导入到系统中;

f. 骨科耗材组套审核:耗材管理部门对于骨科耗材组套进行维护后审核,通过之后正式启用骨科耗材组套。

② 管理流程如下:

a. 病区医生下完手术医嘱之后,点击手术材料申请单,按照拟手术的计划选择对应的骨科耗材组套,形成手术订单;

b. 耗材管理部门采购员审核手术订单;

c. 供应商业务员手机接收到手术订单短信通知(住院号、病人姓名、组套名称等信息)后,进行手术订单的接收、仓库配货、配送单制作工作;

d. 跟台业务员随单据配送院内仓库验收(非灭菌类的骨科耗材,验收单随货送入消毒供应室消毒);

e. 灭菌类的骨科耗材和配送单一起由运营服务人员送至手术室库房;

f. 科室进行系统接收,待手术结束,按照骨科耗材使用实际情况,由术间巡回护士进行扫码收费,打印植入物登记表单据,粘贴对应的产品合格证标签;

g. 供应商带走未使用的耗材;

h. 第二次收费护士再次核费,然后走正常高值耗材结算流程,如图 4.13 所示。

(2) 具体流程

① 申请:科室医生登录 HIS 病区医生站,进入病人"基本信息"界面,点击"手术材料申请",如图 4.14 所示。

进入手术申请界面,点击"骨科材料包申请"按钮,选择骨科耗材组套包,根据手术实际用量填写数量,提交申请,如图 4.15 所示。

② 复核:骨科医生提交手术订单之后,订单到达采购中心,采购员在 PC 端或手机端登录供采平台系统,审核手术申请单,确认无误后点击通过,以短信形式通知供应商业务员订单信息,如图 4.16 所示。

③ 配送:供应商业务员接收到手术订单信息,填写"手术订单配送"表单,确认无误后提交打印,如图 4.17 所示。

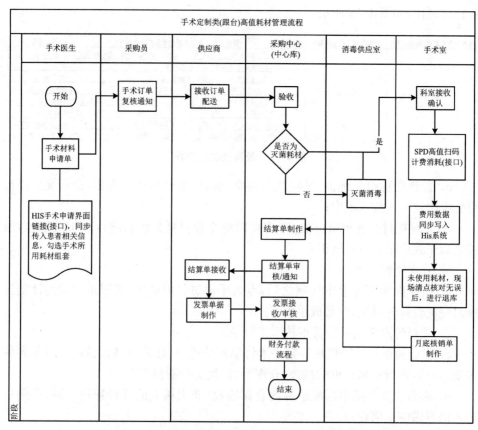

图 4.13 手术定制类(跟台)高值耗材管理流程图

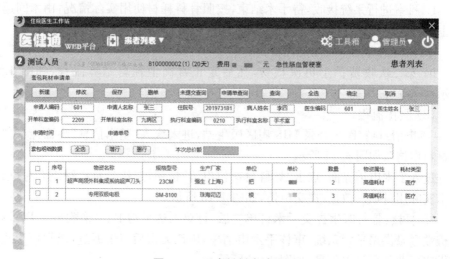

图 4.14 手术材料申请界面

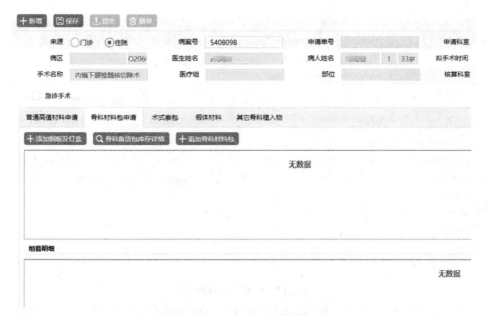

图 4.15　骨科材料包申请界面

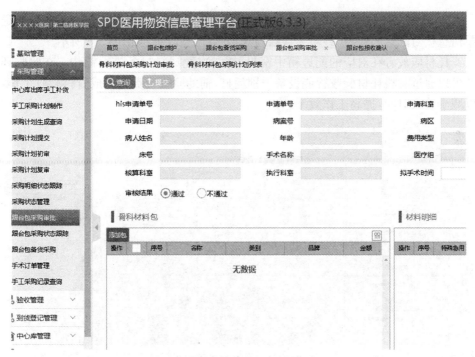

图 4.16　跟台包采购审批界面

　　由供应商仓管员在其仓库进行配货,跟台业务员将耗材随着配送单据送至院内器械仓库验收。

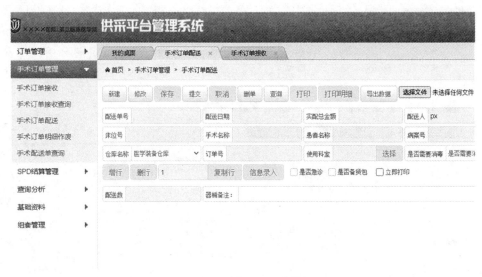

图 4.17　手术订单接收界面

注:① 在制作手术订单配送单时,注意其中的"科室"为具体的手术室,而不是申请手术的科室;② 对于骨科配送的数量,配送前供应商需要与科室医生进行确认。

④ 验收:供应商配送耗材到达医院 SPD 中心库后,院内验收负责人根据配送单信息核对配送的耗材,核对无误后验收,并打印验收单,如图 4.18 所示。

耗材应放置在对应的配送箱中密封,用一次性塑料封条进行锁扣。在验收环节可以通过骨科耗材验收智能设备识别耗材,辅助验收负责人完成骨科验收工作,以减少验收时间,提高工作效率。

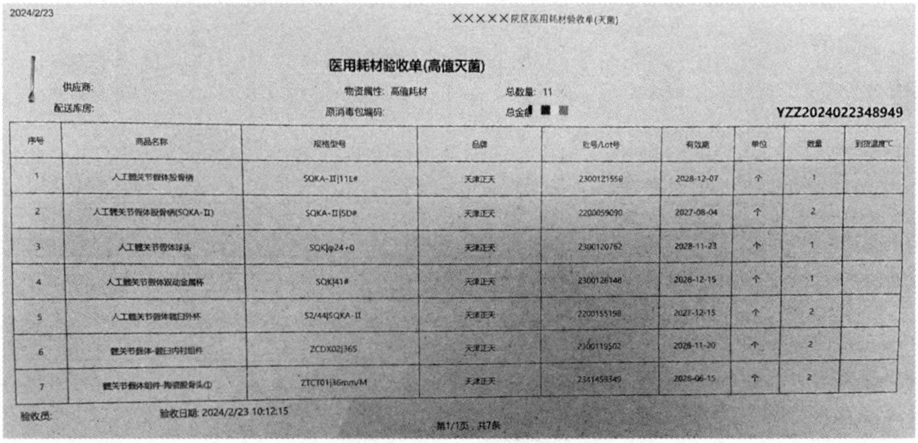

图 4.18　手术订单验收单

非灭菌类的骨科耗材,验收单据随货送入消毒供应室消毒,该类骨科耗材一物一码,因该骨科耗材需要去消毒供应室消毒,故赋码验收形成的验收单不粘贴在实物上;灭菌类的骨科耗材打印验收单,并打印 SPD 收费条码,需粘贴至耗材外包装上,然后由院内运营服务人员送至手术室库房。

⑤ 消毒:非灭菌类的骨科耗材送至消毒供应室,消毒供应室需要对实物数量进行清点,并在系统上进行接收确认,完成验收节点的流转;非灭菌类的骨科耗材经过清洗、消毒、灭菌后,跟部分手术器械放在一起打包成消毒器械包,贴上病人信息标签,当日或者次日由消毒供应室下送人员送到手术室库房。

⑥ 接收:当手术室库管员拿到消毒后的器械包和验收单时,按照手术大类名称将消毒好的器械包,整齐码放到对应区域,同时在系统上进行"灭菌包接收确认"。

无菌类耗材随着验收单送至手术室进行验收,手术室库管员清点核对后,在高值耗材接收确认界面进行上架接收,按照耗材大类存放的位置直接摆放存储。

⑦ 使用:在手术开始之前,手术室库管员按照手术排程信息,安排专人进行消毒器械包的术间发放;术间巡回护士在手术之前核对跟台包信息,然后打开核对骨科耗材;待到手术结束之后,术间巡回护士一一核对所用骨科耗材,扫码计费,准备结束手术。

⑧ 计费:在手术结束之后,术间巡回护士依据术间使用的骨科耗材,打开 HIS 系统收费界面开始计费。

非灭菌类的骨科耗材按照验收单明细进行勾选,通过扫码或手动输入物资条码进行计费;无菌类骨科耗材直接通过扫码或手动计入耗材包装上所粘贴的 SPD 条码,并保存提交;勾选报表打印,打印医用耗材植入类登记表;核对手术使用耗材费用情况,核对无误后在系统上点击"手术结束"确认,同时将所用耗材合格证标签贴在植入类登记表中留档,一般一式三份(病历本、供应商、使用科室),如图 4.19 所示。

⑨ 退库:手术结束当天傍晚或次日上午,手术室库管员依据植入类登记表信息,核对植入类登记表与系统高值消耗确认界面的费用信息,无误后点击"高值消耗确认"。对于术后剩余的未使用骨科耗材,由术间巡回护士与跟台人员共同清点复核确认,进行系统高值耗材退库操作,在纸质单据上签字确认后,由跟台人员带走。

⑩ 结算:定制类耗材结算流程与备货类高值耗材一致,以自然月为结算周期进行结算,根据科室医嘱进行核销制作、审核、保存、提交,由采购员进行高值耗材结算制作、保存、提交;由系统结算单以短信形式通知供应商业务员开票。

(3) 注意事项

① 骨科耗材一物一码,赋码验收形成验收单但不粘贴在实物上;

② 一台手术所需骨科耗材明细全部计入系统库存;

③ 医护人员在 HIS 系统扫描验收各条码进行收费;

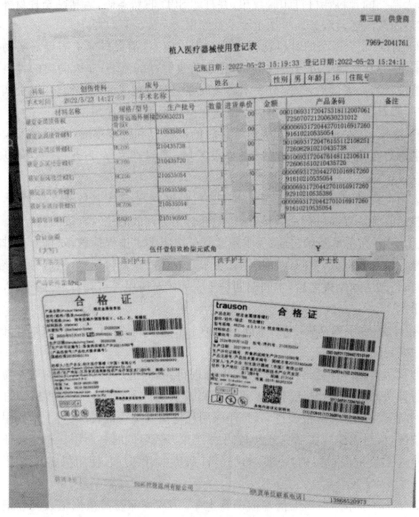

图 4.19 植入医疗器械使用登记表

④ 扫码消耗后结算,以自然月为周期进行使用汇总结算;

⑤ 未使用耗材的条码应在跟台护士 SPD 系统内进行"手术结束"确认;

⑥ 7 天时间系统自动退库,未使用的耗材条码库存由系统进行作废。

2. 骨科备货管理模式

(1) 主要特点

目前一些国内大型综合性医院,尤其是骨科手术量较大的医院会选择在医院的院内库房进行骨科耗材备货。骨科备货模式主要分为无菌包装备货模式和跟台包备货模式,其中无菌包装耗材分为原厂出厂时无菌的包装和经过医院消毒供应室洗消灭菌形成的塑封单独包装。跟台包备货主要是骨科钉盒备货:钉盒在院内消毒供应室经历洗消灭菌打包,然后推送至手术库房进行备货。

① 备货场所：无菌类骨科耗材则直接在手术室耗材库房备货，术前根据需要直接推送至对应的手术间，跟台包在手术室器械包库房备货，以便在术前及时拿取使用。

② 备货方式：根据以往手术量备货，统计分析手术室历史业务数据，根据各类手术需要将骨科耗材提前打包消毒，其中纸塑包装和跟台包在手术室器械包库房备货，无菌耗材则是放置在高值库房。

③ 补货方式：

方式一：无菌包装和塑封单独包装的耗材，实施消耗后补货的即用即补模式，或依据安全库存设置参数在到达补货点时进行补货。

方式二：跟台包补货。等手术结束后按照术间使用的跟台包数量回库核销数据，将手术订单推送至供应商；供应商根据订单信息进行配送，连同组套内剩余的耗材放在一起，完成组套补货。例如，编号为 001 的组套内共 30 种耗材，手术用去 10 种，由供应商重新将这 10 种耗材送来，与 001 组套内剩余的 20 种耗材一起，组成新的、完整的 001 组套。

(2) 管理流程

① 无菌包装管理流程：详见第四章：备货类高值耗材二级库管理相关流程内容。

② 跟台包管理流程如下：

a. 准备流程如下：

ⅰ. 系统接口联动：手术申请单接口、高值耗材收退费接口、院内基础数据同步接口（HIS 收费项、科室部门、人员），SPD 院内物流系统与供采平台系统联动，另外 SPD 系统需要与院内 HIS 系统进行接口互通。

ⅱ. 基础资料梳理：确认骨科耗材供应商及在用骨科耗材目录，按照省采购平台及医院准入明细确认骨科耗材基础资料信息。

ⅲ. 资料审核维护：根据在用骨科耗材明细，按照规格型号进行拆分，实现一个材料字典对应一个规格型号，形成材料字典导入模板，经耗材管理部门审核无误后，导入到系统中，如图 4.20 所示。

15003008276	解剖型金属锁定接骨板系统-L型钢板	JSW（Q）96 L型锁定钢板 10孔	个	4096
15003008277	解剖型金属锁定接骨板系统-L型钢板	JSW（Q）96 L型锁定钢板 11孔	个	4096
15003008278	解剖型金属锁定接骨板系统-L型钢板	JSW（Q）96 L型锁定钢板 12孔	个	4096
15003008279	解剖型金属锁定接骨板系统-L型钢板	JSW（Q）96 L型锁定钢板 13孔	个	4096
15003008280	解剖型金属锁定接骨板系统-L型钢板	JSW（Q）96 L型锁定钢板 14孔	个	4096
15003008281	解剖型金属锁定接骨板系统-L型钢板	JSW（Q）96 L型锁定钢板 15孔	个	4096

图 4.20　骨科耗材拆分目录表

ⅳ. 跟台包梳理：院内供应商根据厂家品牌及手术类型，并按照跟台包表格形式填入相关信息（图 4.21）；供应商跟台员根据以往在消毒供应室的跟台包备货情况,优化自家的跟台包的品种、数量及明细,如图4.22所示。

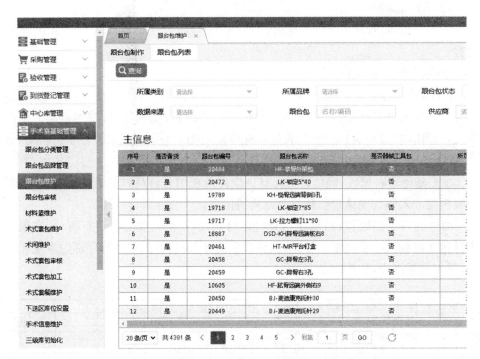

KHCS-上肢螺钉包(6)		
名称	规格/型号	数量
全螺纹自攻皮质骨螺钉	3.5*14mm	3
全螺纹自攻皮质骨螺钉	3.5*16mm	3
全螺纹自攻皮质骨螺钉	3.5*18mm	3
全螺纹自攻皮质骨螺钉	3.5*20mm	3
全螺纹自攻皮质骨螺钉	3.5*22mm	3
全螺纹自攻皮质骨螺钉	3.5*24mm	3
全螺纹自攻皮质骨螺钉	3.5*26mm	3
全螺纹自攻皮质骨螺钉	3.5*28mm	3
全螺纹自攻皮质骨螺钉	3.5*30mm	3
全螺纹自攻皮质骨螺钉	3.5*32mm	3
全螺纹自攻皮质骨螺钉	3.5*34mm	3
全螺纹自攻皮质骨螺钉	3.5*36mm	3
全螺纹自攻皮质骨螺钉	3.5*38mm	3
全螺纹自攻皮质骨螺钉	3.5*40mm	3
锁定金属接骨板螺钉	3.5*70mm	5
锁定金属接骨板螺钉	3.5*75mm	5
锁定金属接骨板螺钉	3.5*80mm	5
锁定金属接骨板螺钉	3.5*85mm	5
合计:		62枚

图4.21 跟台包组套表

图4.22 跟台包查询界面

Ⅴ. 跟台包维护:供应商与科室沟通确认好备货的跟台包,在系统前端界面对跟台包数据进行维护,或将消控管理系统与SPD系统接口对接,将消毒供应室消控系统维护的跟台包数据,通过接口传给SPD系统跟台包维护界面,如图4.23

所示。

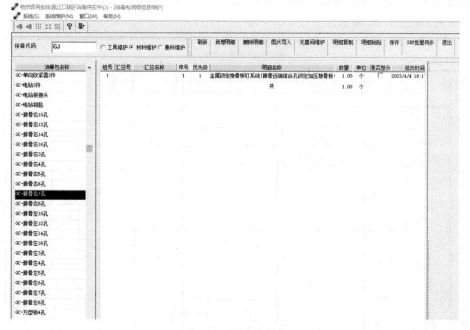

图 4.23　跟台包维护

ⅵ. 跟台包组套审核:耗材管理部门对于跟台包组套及其明细进行线上或线下审核,通过之后才能启用该跟台包组套。

b. 管理流程如下:

ⅰ. 医院采购负责人审核手术室形成的跟台包采购手术订单;

ⅱ. 供应商业务员收到订单短信,在系统上进行手术订单的接收、仓库配货、配送单制作和提交;

ⅲ. 送货员将耗材实物及配送单据一起配送到院内仓库并接受验收;

ⅳ. 非灭菌类的骨科耗材,验收单随货送入消毒供应室消毒;

ⅴ. 灭菌类的骨科耗材和配送单一起由运营服务人员送至手术室库房;

ⅵ. 科室先进行系统接收,待手术结束之后,再按照骨科耗材使用情况,由术间巡回护士进行扫码计费,打印植入物登记表单据,粘贴对应的产品合格证标签;

ⅶ. 供应商带走未使用的耗材;

ⅷ. 次日由收费护士再次核费,然后走正常高值耗材消耗后结算流程,如图 4.24 所示。

c. 业务流程如下:

ⅰ. 跟台包采购:新跟台包在第一次系统上线时,需要将原有跟台包通过线上采购入库流程批量导入到系统中,完成老库存的线上管理。另外,当手术室需要增加新的跟台包的时候,也应在系统中发起跟台包的备货采购,形成科室的期初跟台包库存,如图 4.25 所示。

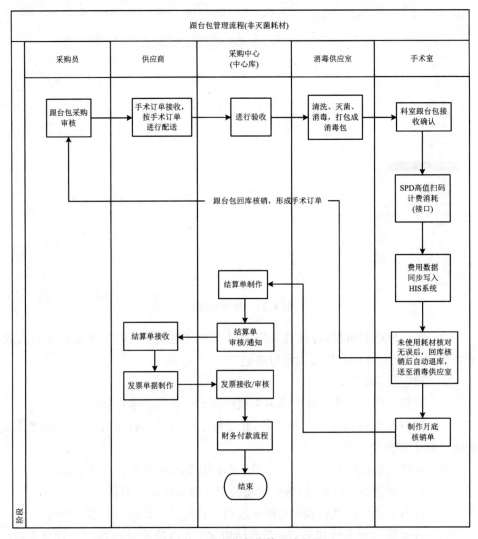

图 4.24　跟台包备货管理流程图

ⅱ.跟台包审核:院内采购负责人在每天的规定时间段内对形成的跟台包采购计划进行审核,计划通过则由系统以短信形式通知供应商业务员,如图 4.26 所示。

ⅲ.配送:供应商业务员接收到手术订单短信,进行手术订单配送的制作,确认无误后提交打印,如图 4.27 所示。

供应商仓管员在其仓库按订单进行配货,跟台业务员将耗材与配送单据一起送至院内器械仓库验收,如图 4.28 所示。

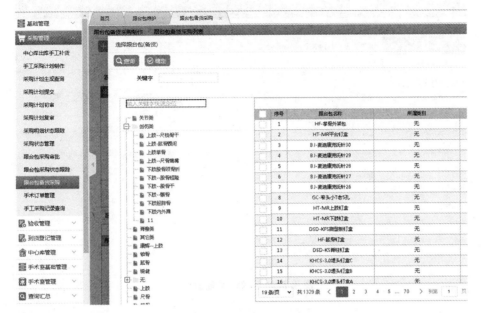

图 4.25 跟台包采购界面

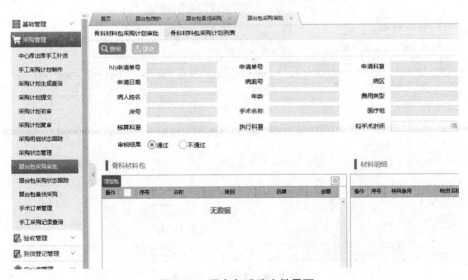

图 4.26 跟台包采购审批界面

ⅳ. 验收:供应商配送耗材到达医院 SPD 中心库后,院内验收负责人根据配送单信息核对配送的耗材,核对无误后验收,并打印验收单(图 4.29)并放置到对应的配送箱中密封,用一次性塑料封条进行锁扣。骨科耗材验收可以通过智能设备进行识别,辅助验收负责人完成验收工作,以减少验收时间,提高工作效率。

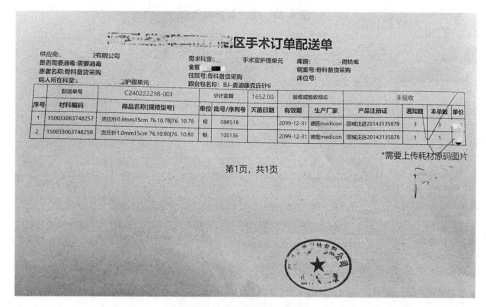

图 4.27　手术订单配送界面

图 4.28　手术订单配送单

注:① 在制作手术订单配送单时,需注意此处的科室为"手术室",而不是申请手术的科室;② "是否需要消毒"选择"需要消毒",不然打印验收单会失败。

Ⅴ. 消毒:非灭菌类的骨科耗材经过清洗、消毒、灭菌后,跟部分手术器械放在一起打包成消毒器械包,贴上病人信息标签,塑封耗材包装是单独打包,当日或者次日由消毒供应室下送人员送到手术室库房,如图 4.30 所示。

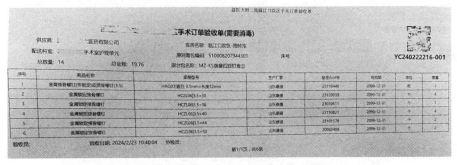

图 4.29 手术订单验收单

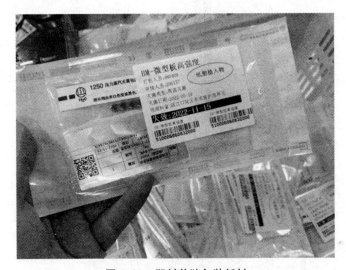

图 4.30 塑封单独包装耗材

Ⅵ. 接收：当拿到消毒后的器械包和验收单时，手术室库管员，按照手术大类名称区域将消毒好的器械包整齐码放，同时在系统上进行"跟台包接收确认"，如图4.31所示。

在手术开始之前，手术室库管员按照手术排程信息，安排专人进行消毒器械包的术间发放，术间巡回护士在手术之前核对跟台包信息，然后打开、核对骨科耗材，待到手术结束之后，术间巡回护士一一核对所用的骨科耗材，扫码计费，准备结束手术。

Ⅶ. 计费：在手术结束之后，术间巡回护士依据病人手术消耗的骨科耗材，打开 HIS 系统收费界面，对非灭菌类的骨科耗材按照验收单明细进行勾选，通过扫码或手动输入物资条码进行计费；保存提交，勾选报表打印，打印医用耗材植入类登记表；核对手术使用耗材费用情况，核对无误后在系统上点击"手术结束"，同时将所用耗材合格证标签贴在植入类登记表中留档，一般一式三份（病历本、供应商、使用科室），如图 4.32 所示。

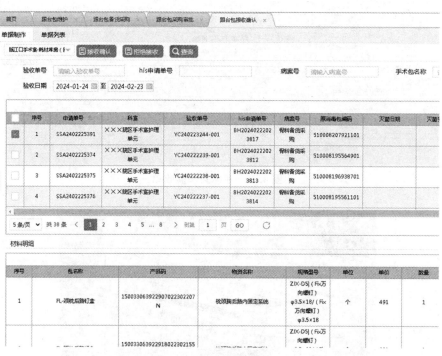

图 4.31　跟台包接收确认

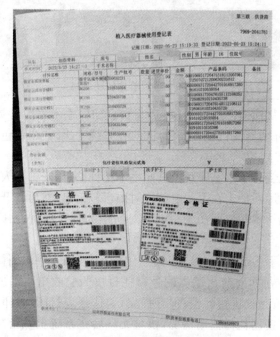

图 4.32　植入医疗器械使用登记表

ⅷ. 退库:手术结束当天傍晚或次日上午,手术室库管员依据植入类登记表信息比对系统中高值消耗确认界面的信息核对费用,无误后进行高值消耗确认操作。

术后,未使用的骨科耗材由术间巡回护士与跟台人员共同清点,复核确认,会同使用过的跟台包交给消毒包下送员,统一退还至消毒供应室。

ⅸ. 订单形成:运营服务人员进行跟台包的回库登记和核销,在系统上形成新的手术订单计划传递到设备仓库采购处,采购负责人审核跟台包采购计划,开始一个新的流程。

ⅹ. 结算:跟台包管理结算流程与备货类高值耗材一致,都是以自然月为周期进行结算,由科室负责医嘱核销、审核、保存和提交工作,采购员负责高值耗材结算、保存和提交工作,系统结算单以短信形式通知供应商业务员开票。

3. 自助配送管理模式

骨科耗材的使用具有很多的不确定性,医生一般会根据病人实际情况发起手术申请。由于有些医生不习惯在线上进行耗材组套申请,且有些骨科耗材院内也没有备货,再加上存在急诊手术的需求,所以有时候医生会直接与供应商联系,提供手术病人的基本情况,如疾病情况、与家属沟通结果等,供应商可以根据医生提供的手术所需耗材的信息,在供采平台选择进行耗材自助配送模式。自助配送到院后,其余流程则与"骨科耗材申请单模式"一致。

(1) 整体流程

① 准备流程如下:

a. 系统接口联动:通过手术申请单接口、高值耗材收退费接口、院内基础数据同步接口(HIS 收费项、科室部门、人员),SPD 院内物流与供采平台系统联动,另外 SPD 系统需要与院内 HIS 系统接口互通。

b. 基础资料梳理:确认院内供应商及其供应耗材目录表,按照省级药械采购平台及科室使用要求核对信息。

c. 资料维护审核:对骨科耗材这一个规格大类进行明细拆分,做到一物一个物资字典。物资字典负责人对物资资料进行审核,核对无误之后,通过导入模板导入系统,如图 4.33 所示。

② 管理流程如下:

a. 病区医生下完手术医嘱之后,与供应商联系沟通手术需要的耗材信息,然后供应商进行仓库配货、制作自助配送单;

b. 送货员将耗材随自助单据配送院内仓库验收;

c. 非灭菌类的骨科耗材,验收单随货送入消毒供应室消毒,然后由消控室送至手术室跟台包库房;

d. 灭菌类的骨科耗材和配送单一起由运营服务人员送至手术室库房;

e. 科室核对实物,再进行系统接收,待手术结束,按照使用实际情况由术间巡回护士扫码计费,并打印植入物登记表单交付运营服务人员,粘贴对应的产品合格证标签,同时清点实物,做好系统退库,将未使用的耗材交跟台员带回,如图 4.34 所示。

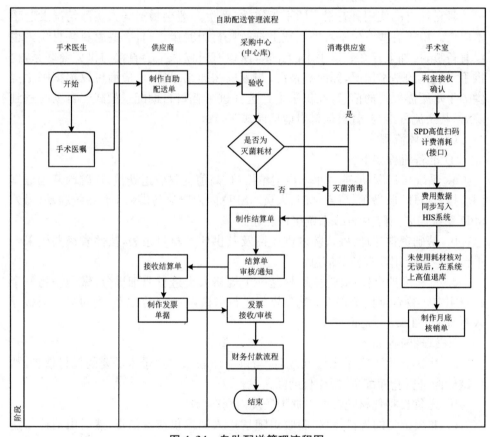

	A	B	C	D	E	F	G	H	I
1		组套名称	组套类别	品牌	物资编码	组套中物资名称	规格型号	单位	单价
47						金属锁定接骨螺钉	Φ2.7×34KAS04 I	个	
53						金属锁定接骨螺钉	Φ2.7×44KAS04 I	个	
54						金属锁定接骨螺钉	Φ2.7×46KAS04 I	个	
55						金属锁定接骨螺钉	Φ2.7×48KAS04 I	个	
56						金属锁定接骨螺钉	Φ2.7×50KAS04 I	个	
57						金属锁定接骨螺钉	Φ3.5×12KAS04 I	个	
58		左内外踝骨折				金属锁定接骨螺钉	Φ3.5×14KAS04 I	个	
59	1	内固定术	创伤类			金属锁定接骨螺钉	Φ3.5×16KAS04 I	个	
60						金属锁定接骨螺钉	Φ3.5×18KAS04 I	个	
61						金属锁定接骨螺钉	Φ3.5×20KAS04 I	个	
62						金属锁定接骨螺钉	Φ3.5×22KAS04 I	个	
63						金属锁定接骨螺钉	Φ3.5×24KAS04 I	个	
64						金属锁定接骨螺钉	Φ3.5×26KAS04 I	个	
65						金属锁定接骨螺钉	Φ3.5×28KAS04 I	个	
79						金属锁定接骨螺钉	Φ3.5×65KAS04 I	个	
80						金属锁定接骨螺钉	Φ3.5×65KAS04 I	个	
81						金属锁定接骨螺钉	Φ3.5×70KAS04 I	个	
82						金属锁定接骨螺钉	Φ2.7×12KAQ06 I	个	
83						金属接骨螺钉(非锁定)金属接骨螺钉	Φ2.7×14KAQ06 I	个	
84						金属接骨螺钉(非锁定)金属接骨螺钉	Φ2.7×16KAQ06 I	个	
85									

图4.33　骨科耗材物资资料

图4.34　自助配送管理流程图

（2）业务流程

①下单:病区医生下完手术医嘱之后,与供应商联系沟通确定次日手术需要的骨科耗材明细。

②配送:供应商业务员接收到的医生手术计划,在其仓库配货,在供采平台系

统上制作自助配送单的,确认无误后,保存、提交、打印单据,然后由送货员将耗材随着配送单据送至院内器械仓库验收,如图 4.35 所示。

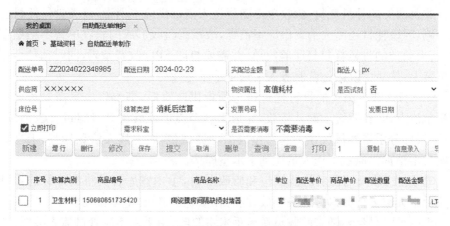

图 4.35　自助配送单制作界面

③ 验收:供应商将耗材配送到达医院 SPD 中心库后,院内验收负责人根据配送单信息核对配送的耗材,核对无误后接收货物,并打印验收单,如图 4.36 所示;

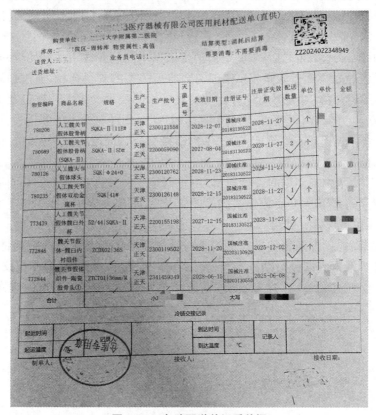

图 4.36　自助配送单纸质单据

将耗材放置在对应的配送箱中密封,用一次性塑料封条进行锁扣;在验收环节可以通过智能设备进行条码识别,辅助验收工作,以减少验收时间,提高工作效率。

非灭菌类的骨科耗材,验收单据随货送入消毒供应室消毒,该类骨科耗材应一物一码,因该耗材还需去消毒供应室消毒,故赋码验收形成的验收单暂不粘贴在实物上;灭菌类的骨科耗材打印验收单,并需要打印 SPD 收费条码,同时粘贴至耗材外包装上,然后由院内运营服务人员送至手术室库房。

④ 消毒:非灭菌类的骨科耗材送至消毒供应室后,消毒供应室需要对货物进行简单清点,并在系统上确认接收,完成系统节点的流转确认;经过清洗、消毒、灭菌后,跟部分手术器械放在一起打包成消毒器械包,贴上病人信息标签,于当日或者次日由消毒供应室下送人员送到手术室库房。

⑤ 接收:拿到消毒后的器械包和验收单时,手术室库管员将消毒好的器械包按照手术大类名称分区域整齐码放,同时在系统上进行"上架接收确认"。

无菌类骨科耗材随着验收单送至手术室验收,由手术室库管员清点核对,然后在高值接收确认界面进行上架接收,按照耗材大类应存放的位置直接摆放存储。

⑥ 使用:手术开始之前,手术室库管员按照手术排程信息,安排专人负责消毒器械包的术间发放;术间巡回护士在手术开始前核对跟台包信息,然后打开跟台包核对其中的骨科耗材;手术结束后,亦由术间巡回护士逐一核对所用的骨科耗材,并扫码计费,准备结束手术。

⑦ 计费:手术结束之后,术间巡回护士依据术间病人使用骨科耗材的情况,打开 HIS 系统收费界面按照验收单明细勾选非灭菌类的骨科耗材,通过扫码或手动输入物资条码计费;对无菌类骨科耗材则直接扫码或手动录入耗材包装上所粘贴的 SPD 条码,并保存、提交,勾选报表打印,打印医用耗材植入类登记表;核对手术使用耗材费用无误后在系统上点击"手术结束"确认,同时将所用耗材合格证标签贴在植入类登记表上留档,一般一式三份(病历本、供应商、使用科室)。

⑧ 退库:术中未使用的骨科耗材,由术间巡回护士与跟台人员共同清点复核确认后,由手术室库管负责人提交高值耗材退库;跟台人员在退库单据上签字确认后将未使用的骨科耗材带走。

⑨ 结算:自助配送管理模式下的骨科耗材结算流程与普通高值耗材的一致,都是以自然月为周期进行结算,由科室制作医嘱核销、审核、保存和提交,由采购员制作高值耗材结算、保存和提交;系统结算单以短信形式通知供应商业务员开票。

第三节　规范与制度

一、管理规范

（一）SPD 手术室库房管理规范

第一条　工作时间必须穿戴手术衣、帽子和口罩，保持仪容、仪表整洁干净。

第二条　手术室必须提前一天提供次日的手术排程，SPD 服务人员依据排程准备套包和推送首台手术所用套包到各术间。

第三条　巡回护士领用套包时，需提供病人住院号等信息，服务人员提供所需套包并在 SPD 系统进行领取确认。

第四条　巡回护士领用术式套包后，根据实际使用明细进行一键勾选计费；当术式套包无法正常计费时，巡回护士需第一时间联系 SPD 服务人员解决。

第五条　术式套包回库时，手术室专员应核对计费清单，确认无误后方可进行操作；在系统上进行回库操作时，应注意 HIS 系统计费数据是否已传回，未传回则不能操作。

第六条　每个套包只满足一台手术需求，套包箱内剩余耗材不足，无法满足手术需要时，巡回护士可以进行术间请领，使用后的套包箱直接回库。

第七条　在作业过程中，应消除安全隐患，预防事故发生，在保障自身安全的同时避免因为安全事故带来经济损失。

第八条　吃饭、休息等时间段应轮流值班，库房严禁无人值守。

（二）智能柜耗材管理规范

第一条　智能柜放置在二级消耗点，主要用于高值耗材的智能存储管理。

第二条　二级库内需张贴智能柜使用流程、注意事项及 SPD 服务人员的联系方式，以便科室负责人员在使用智能柜过程中遇到问题能够及时联系 SPD 服务人员。

第三条　智能柜内存放的耗材必须按照规范粘贴 RFID 识别标签，耗材取出6 小时未使用收费，智能柜系统会自动发出短信提醒护士长；科室人员不得故意损毁 RFID 标签或撕下 RFID 标签取走耗材。

第四条　系统运维人员应定期对智能柜进行巡检，按照巡检记录表及时记录存在的问题，并实时反馈跟进解决。

第五条　科室二级库房在科室主任和护士长领导下工作，主班护士负责二级库医用耗材的管理工作;非条码智能柜可以做到自动消耗,科室不需再进行扫码消耗。

第六条 科室取出的耗材必须在每日 23 点之前使用,若确认不会使用,则需要放回智能柜中。

第七条 科室二级库应建立医用耗材使用核对制度,定期核查使用与收费情况。

第八条 中心库人员应做好拆零库耗材的定期盘点、进销存报表编制工作并定期上报。

二、管理制度

为加强库房人员管理,明确相关人员工作职责和要求,特制定以下库房管理制度:

第一条 科主任和护士长是科室二级库房第一负责人,负责科室二级库的管理工作,并指定专人负责物资的申请和定数包扫码消耗工作。

第二条 科室二级库责任人负责科室系统权限、品种目录、定数包库存设置以及品种退库等变更事项的申请工作。

第三条 科室二级库接受中心库的监督和管理,科室不得私自变更二级库的使用范围。

第四条 科室二级库需张贴医用耗材取用消耗流程图及 SPD 服务人员联系方式,以便遇到问题及时联系 SPD 工作人员。

第五条 科室二级库内耗材由中心库加工下送,依据先进先出、左进右出的原则整齐摆放;科室负责系统上架确认,非 SPD 配送的耗材不得入库上架;SPD 配送人员不得私自调换物资,一经发现立即停职检查,查明原因后视情况追究责任。

第六条 使用科室二级库内耗材前,医护人员必须检查耗材包装完整性和耗材质量;凡有质量问题的耗材应停止使用,就地封存,并及时通知中心库;中心库负责登记不良事件,立即联系医工部处理。

第七条 SPD 工作人员定期对二级库库存进行盘点,若发现账物不符,须及时告知科室二级库责任人及医工部,并协助科室及时查明原因,解决问题。

第八条 科室盘存和发现漏消耗情况,应及时做好记录,并与科室确认,由科室自行完成补消耗工作,在系统补消耗完成后签字确认。

第九条 科室二级库责任人应协助 SPD 工作人员定期对在库品种进行养护和效期检查,接近效期产品须及时与中心库沟通退换。

第十条 对于高值耗材,系统每月定期自动生成二级库消耗结算汇总单;二级库负责人员审核确认后签字,提交一级库进行成本入出库和结算工作;对于低值耗材,系统每月根据系统的消耗数据和定数包扫描消耗数据,自动生成科室成本。

第十一条 SPD 服务人员在周六执行电话值班,急需用货的科室可通过粘贴在科室库房的 SPD 服务主管或服务人员的联系方式联系相关人员补货。

第五章　检验科管理

第一节　管理目标、内容与方法

一、管理目标

SPD 模式下,对检验科库房实行分级分区管理,针对不同等级、不同区域存储的检验试剂实行差异化管理。通过制定科学的管理流程、设计适宜的软件功能、投入优质的硬件设备、配置专业的服务人员,实现质量安全稳定、配送便捷快速、使用合理高效的检验试剂管理目标,配合医院实现降本增效、服务提升的经营目标。

二、管理内容

（1）制定科学的管理流程

对检验试剂进行全生命周期的流程设计,包括采购验收流程、性能验证流程、检验组补货流程、退库报废流程等。

（2）设计适宜的软件功能

在明确操作规范的前提下,基于院内物流管理平台定制开发对应功能模块,将检验科的检验试剂归集为医院统一管理。

（3）投入优质的硬件设备

在保证检验试剂安全和管理流程顺畅的原则上,投入硬件设施设备,改造检验科内部场地,包括常规物流设施设备、移动作业设备、冷链管理设备等。

（4）配置专业的服务人员

解放检验人员,将与检验试剂相关的物流作业交予专业的第三方服务人员,包括订单管理、仓储管理、配送管理和库存管理等。

三、管理方法

（1）定数管理

通过规范物资最小使用单位，科学度量检验组的用耗标准量，增加检验试剂的流转效率。

（2）条码管理

通过给最小包装单位赋码，运用扫码设备，监控检验试剂流转状态，提升管理精细度。

（3）库存管理

通过设置补货参数，实时感知库存动态、实现一级库自动采购、二级库智能补货。

（4）波次管理

通过排列检验组优先级，自动分配作业时间和人员，实现检验试剂及时推送。

（5）过程管理

通过监控检验试剂流转过程，及时改进和纠偏，确保计划平稳运行、按时完成。

第二节　流程和标准

SPD模式下的检验科管理内容包括检验科一级库管理和检验组二级库管理。

一、检验科一级库管理

（一）整体流程

为了降低检验试剂在物流流转过程中的风险，检验科一级库被设置在检验科内部区域。

检验科一级库与SPD中心库功能一致，对检验试剂具备采购、验收、入库、出库的管理功能，但与SPD中心库管理有所不同：针对部分检验试剂，当供应商两次相邻配送行为出现批号变更的情况时，经SPD中心库验收的检验试剂在检验科还需进行性能验证（复验），以确保新批号试剂的质量合格。

当检验科一级库的库存值降至补货点的，系统将自动生成采购计划，由检验科、设备科分别审批后，生成采购订单发送供应商，此为检验科一级库的采购环节。

在供应商将检验试剂配送至指定地点（SPD中心库）并为其赋码后，库房管理员对检验试剂进行验收（初验，冷链试剂需提供冷链记录表），验收通过的检验试剂

（尤其是冷链试剂）须及时转运至检验科一级库存储,以确保检验试剂的质量安全。

在检验试剂存储期间,检验科一级库按照之前约定的时间,配合并跟进检验组完成对检验试剂的质量验证。此为检验科一级库的性能验证环节。

在性能验证通过后,系统才允许对检验试剂进行上架操作,由服务人员将试剂从暂存区上架至专属库位,同时在系统中完成上架操作,完成实物和系统的入库操作。此为检验科一级库的入库环节。

当检验组的检验试剂库存降至补货点时,系统会自动触发补货报警,经波次运行生成对应检验组拣货任务,在检验科一级库的驻点服务人员执行拣货操作,经加工、装箱、推送操作,完成检验组的检验试剂补货,满足检验组的正常使用。此为检验科一级库的出库环节。

检验科一级库管理的整体流程如图5.1所示。

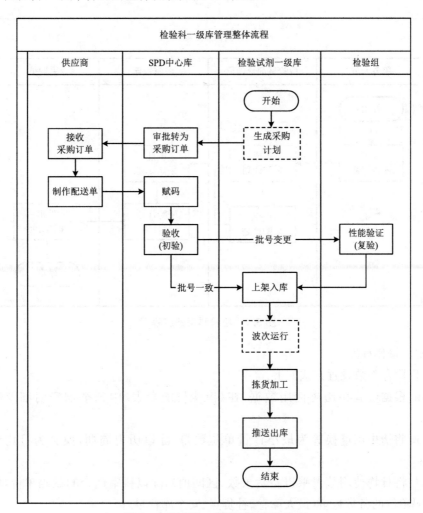

图5.1　检验科一级库管理整体流程

（二）具体流程与操作标准

1. 采购

（1）具体流程

在 SPD 模式下，需要先设置检验科一级库的检验试剂品种库存参数，才能由系统自动生成采购计划，设置的参数包括：最大库存量、补货点存量和安全库存量。

当一级库库存随着拣货出库降低至补货点时，系统根据设置的库存参数，自动生成采购计划，对应的计划采购量等于最大库存量减去补货点量。检验科的试剂管理员将采购计划提交至检验科、设备科等领导审核，确认后由采购员把采购计划转化为采购订单，发送给供应商，完成检验科一级库的采购环节操作，具体流程如图5.2所示。

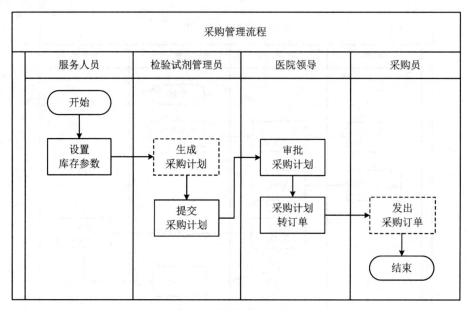

图 5.2　检验科采购流程

（2）操作标准

① 库存参数设置方式如下：

a. 根据检验科历史使用数据，在《检验科配套表》中列举物资明细及历史用量；

b. 将历史用量换算为最小计量单位数量，除以历史周期，换算为日均使用数量；

c. 将日均使用数量乘以备货天数（区间值），除以科室适合的赋码单位，转换为赋码单位的备货数量（最大库存、补货点、安全库存量）；

d. 在系统中进行参数维护。

② 库存参数调整方式如下：

SPD上线运行一段时间后，系统可以获取补货点采购、安全库存采购的数据，通过数据分析可以给调整系统库存参数提供支撑，不断完善采购机制。

2. 性能验证

（1）具体流程

当本批检验试剂的批号与上一批的不一致时，系统会提示是否进行性能验证。在性能验证之前，将检验试剂转运至检验科一级库的暂存区妥善放置；检验试剂管理员随机选取待验证的试剂样本，在约定的集中验证时间点，交由服务人员配送至提出需求的检验组统一验证。

检验人员接收样本后，按照性能验证的规范检验试剂质量是否合格；在系统上维护检验结论。检验试剂管理员可实时查看和审核验证数据，验证通过则通知服务人员进行上架。

性能验证的管理流程如图5.3所示。

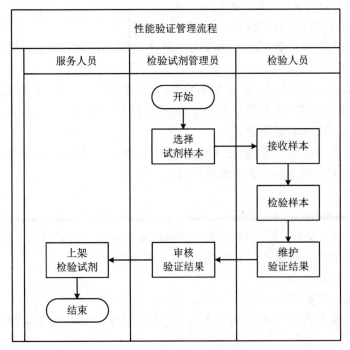

图5.3 性能验证管理流程

（2）操作标准

① 暂存区试剂存放规则如下：

a. 检验试剂转运至检验科一级库后，应摆放在暂存区，不可直接上架到库位；

b. 检验试剂应在暂存区分类摆放，不同品种、同品种不同批号之间要有明确的空间间隔；

c. 在保持稳定的前提下,暂存区允许堆叠摆放,但不得超过检验试剂包装上标注的层数限制;

d. 在检验试剂外包装统一方向的前提下,暂存区允许堆叠遮挡包装信息,但至少有一个包装的标签信息应面向操作人员,以方便后续处理。

② 选取试剂样本原则如下:

a. 制作《检验试剂性能验证登记表》,在填好性能验证时间、待选取样本数量、待验证试剂摆放位置的前提下,选取试剂样品;

b. 选取试剂时,应遵循以下原则:选取的样本应为检验试剂的最小包装单位,若该最小包装单位的人份不足以验证,可选取多份;待验证样本应随机选取,若仅有一个检验试剂包装的标签信息面向的取样人员,则应跳过该包装去选择其他包装;如选取的不足一个包装单位,则应对已拆开的包装做清晰标记,并放置在明显的位置;

c. 选择完成后,应连同《检验试剂性能验证登记表》交付服务人员,要求按照表中标注的检验组名称立即送出样本。

③ 维护验证结果方式如下:

a. 检验人员验证前应填写《检验试剂性能验证登记表》,验证完成后应将验证结果填入表中;

b. 检验人员在系统上,录入验证结果时,应根据《检验试剂性能验证登记表》记录的检验试剂名称、批号等信息,选择对应的数据明细;维护时,应填写准确的验证结果值,并判断验证是否通过;

c. 当性能验证结果为"验证不通过"时,应及时将结论反馈至检验试剂管理员,由其判断是否应复验或者要求供应商重新供货。

3. 入库

(1)具体流程

检验试剂验收通过后,检验试剂管理员即可要求服务人员进行上架操作,上架完成后,检验科一级库实时增加库存,完成入库操作。

(2)操作标准

① 上架标准如下:

a. 检验试剂管理员确认后,服务人员将堆放于暂存区的检验试剂转移至邻近库位;

b. 服务人员使用PDA上架登录界面,扫描检验试剂外包装粘贴的赋码标签;

c. 按照PDA软件指示库位,遵循从左到右、从后到前、从下到上的原则,将检验试剂放置于指定库位并摆放整齐;

d. 重复操作上架步骤,直至完成全部检验试剂上架任务;

e. 上架完成后,服务人员至PC端查验上架记录,确认上架操作没有遗漏。

4．出库

（1）具体流程

当检验组二级库定数包装的检验试剂库存降至补货点时，系统自动触发检验科一级库的补货报警，波次运行后生成对应检验组的拣货任务，服务人员根据系统释放的波次任务进行拣货、加工、装箱等操作，完成检验试剂的系统出库。

负责推送的服务人员复核推送单和检验试剂明细，核验无误后将检验试剂推送至检验组并将检验试剂上架到指定库位，检验组检验人员在系统中进行上架确认，即为交接完成，完成实物出库（同时完成检验组二级库的入库操作）。

检验科一级库的出库管理流程如图5.4所示。

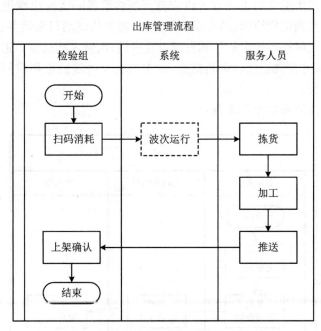

图 5.4　出库管理流程

（2）操作标准

检验科一级库出库环节的波次、拣货、加工、推送的操作标准与 SPD 中心库一致，详细参见 SPD 中心库的操作标准。

冷链试剂的各项操作均在冷链环境下进行，即全程冷链，其操作标准如下：

① 冷链库应设置作业区，并配置拣货车、加工台、冷链配送箱等支持在冷链环境下运行的设备；

② 拣货任务生成后，服务人员须按规范穿着保暖衣物，才能进入冷链作业区域；

③ 服务人员（拣货员）按提示信息拣取物资，并整齐摆放在拣货车上，必须在完成一个检验组的任务后，才可将拣货车移动到冷链作业区（加工区）；

④ 服务人员(加工员)在冷链库外的加工区打印定数包条码,再进入冷链区域进行核对信息、粘贴条码的操作,将完成加工的试剂整齐摆放于冷链配送箱内,并将冷链配送箱移动到冷藏库外的待推送区域;

⑤ 服务人员(推送员)至待推送区,按照推送单指示,将配送箱转移到对应检验组;

⑥ 服务人员(推送员)与检验组接收人员一同上架和清点检验试剂,确认无误后,要求接收人员及时进行系统上架确认。

5. 退货

(1) 具体流程

检验试剂发生退货的责任方为供应商。当检验科一级库出现退货试剂时,服务人员需及时明确退货原因、清点退货数量,并将退货试剂归集到各自存储区域的退货区。服务人员在系统中制作和发起退货申请;医院采购员审核退货申请,审核通过后;供应商可在线上接收退货信息,派出人员至医院清点和带回退货试剂,完成试剂退货流程。

退货管理的流程如图5.5所示。

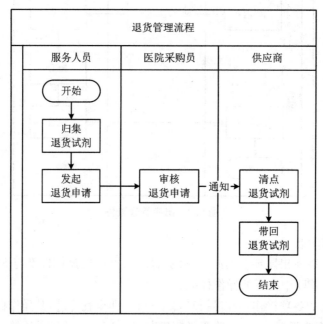

图5.5 退货管理流程

(2) 操作标准

检验科一级库退货操作标准与SPD中心库一致,详见SPD中心库的操作标准。

针对检验试剂,允许退货的情形如下:

① 检验试剂不作性能验证管理，日常质控时发现质量不合格的；

② 检验试剂库存较多，无法在有效期前使用完毕的；

③ 检验项目变更检验标准，库存检验试剂不能满足检验使用需要的；

④ 其他医院和供应商协商可以退货的情况。

6. 盘点

（1）具体流程

检验科一级库盘点与 SPD 中心库一致，具体流程参见第二章第二节：中心库管理盘点流程。

（2）操作标准

检验科一级库盘点操作与 SPD 中心库一致，具体标准参见第二章第二节：中心库管理盘点标准。

二、检验组二级库管理

（一）整体流程

检验组二级库是指医院根据检验类型创建的检验小组通过 SPD 系统为各检验组建立的库房，例如，为生化组设置"生化组二级库"、为免疫组设置"免疫组二级库"，诸如此类。根据检验试剂的存储要求，检验组二级库一般会设置常温区和冷藏区，其中冷藏区为医用冷藏冰箱。以检验组二级库为单位进行检验试剂的补货、入库、消耗、退库、报废等操作，便于对检验科的检验试剂进行更精细的管理。

在 SPD 模式下，检验科所属的各检验组按照使用习惯和医院对检验试剂使用的相关规定进行定数品种及定数包大小设置，基于补货模型设置最大库存量、补货点量和安全库存量。当检验试剂定数包消耗至补货点时，系统自动生成补货计划，检验科一级库的服务人员进行拣货出库作业，将耗材推送至检验组。

检验组试剂接收人员核验推送单后，服务人员完成上架，接收人员在系统中进行上架确认操作；检验人员使用 PDA/扫码一体机扫描定数包条码完成消耗（消耗后的检验试剂被上机到检验仪器，使用完毕后，检验人员再将检验试剂下机并更换新的检验试剂）。系统感知检验人员扫码消耗的操作，在检验组二级库库存降至补货点时触发补货计划，通过自动补货模型实现内部供应循环。

检验组二级库管理的整体流程如图 5.6 所示。

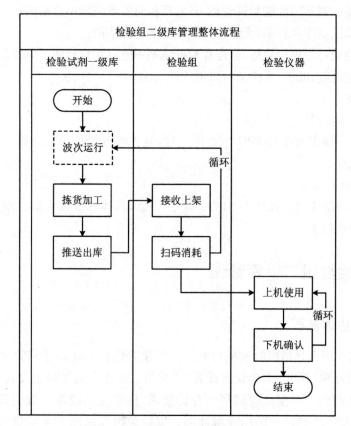

图 5.6　检验组二级库管理整体流程

（二）具体流程与操作标准

1. 补货

（1）具体流程

① 补货点量补货流程如下：

当检验科定数品种库存降至补货点时，系统自动触发一级库补货报警，波次运行后生成对应检验组的拣货任务，服务人员根据系统释放的波次任务进行拣货、装箱；由出库复核员对科室推送单以及物资进行核验，确认无误后推送至科室，完成补货，确保检验组的日常工作正常进行。

② 安全库存量补货流程如下：

安全库存量补货是指在特殊情况下对科室进行补货。当检验组的某一类检验试剂用量突增，仅依靠补货点补货无法满足当日使用量时，可通过安全库存设置使系统额外生成波次，由服务人员进行检验试剂拣货并配送至检验组使用。

（2）操作标准

① 补货参数设置方式如下：

a. 根据检验组的历史使用数据，在《科室配套表》中列举物资明细及历史用量；

　　b. 将历史用量换算为最小计量单位数量，除以历史周期，换算为日均使用数量；

　　c. 将日均使用数量乘以备货天数（区间值），除以科室适合的定数包规格，转换为定数包备货数量（最大库存、补货点、安全库存量）；

　　d. 对系统进行参数维护。

　　② 补货参数调整方式如下：

　　SPD上线运行一段时间后，系统可以获取补货点补货、安全库存补货、应急补货的数据，通过数据分析可以为调整系统补货参数提供支撑，不断完善补货机制。

2. 入库

（1）具体流程

　　SPD服务人员将检验试剂推送至检验组二级库，由科室库管员核对推送试剂的型号和数量，检查是否存在包装脏污、破损等异常情况。SPD服务人员使用PDA科室库上架功能，逐一扫描推送单条码、定数包条码、库位条码，遵循左进右出、先进先出原则，将耗材整齐摆放至相应货架。

　　待全部上架完成，检验组接收人员核验无误后，在系统点击"上架确认"完成接收工作，同时检验组二级库系统库存增加。

（2）操作标准

　　① 物资查验标准：

　　a. 查验包装是否完整，是否有破损、脏污、漏气等异常；

　　b. 核对标签信息时，确认实物批号、效期是否与标签一致；

　　c. 针对较高价值、易破损的耗材，应查验包装内部试剂是否有破碎、变形、断裂、泄漏等异常。

　　② 上架标准：

　　a. 物资查验确认无误后，服务人员登录PDA的科室库上架界面，扫描科室推送单号；

　　b. 拿取推送箱中的耗材，扫描定数包条码，按照PDA指示库位，按照从左到右、从后到前、从下到上的原则，将耗材放置于指定库位并摆放整齐；

　　c. 重复操作上架步骤，直至上架完毕，同时PDA显示上架完成；

　　d. 上架完成后，检验组接收人员登录系统，在上架确认界面点击"上架确认"按钮。

3. 消耗

（1）具体流程

　　检验人员从二级库取出所需耗材时，在PDA上登录本人账号和密码，进入消耗界面，扫描定数包上的标签进行扫码消耗，系统提示"消耗成功"，科室库系统库存减少,完成二级库出库。

(2) 操作标准

检验试剂定数包消耗的操作标准如下:

a. 取用人员至检验组二级库,按需在指定库位拿取检验试剂,取出时不可遮挡定数包标签;

b. 如批量取用,则需将检验试剂整齐摆放在转运车上,摆放时应注意重物在下,轻物在上,不规则/柔软包装物资放置在护栏内,以防跌落;

c. 将检验试剂转移至扫码一体机前,登录取用人的个人账号,进入消耗界面;

d. 将检验试剂定数包标签正对扫码一体机摄像头,控制距离在 5~10 cm 处,停顿 1~2 s;

e. 扫码一体机发出"消耗成功"提示音,同时屏幕显示"消耗成功"弹窗,表示检验试剂出库成功;

f. 如批量取用检验试剂,则重复操作步骤 c、d,并确保扫码没有遗漏;

g. 扫码完成后,将检验试剂重新摆放到转运车上,摆放标准同步骤 a;

h. 取用冷链试剂的步骤同上,为减少冷链试剂处于常温中的时间,批量取用的定数包数量应小于 5 个。

4. 退库

退库指的是二级库将退货物资从二级库,回退到一级库的过程。一般情况下,退货物资先集中在一级库,再进行对应的退货处理。

(1) 具体流程

当检验科二级库出现退库试剂时,服务人员需及时明确退库原因、清点退库数量,并将退库试剂归集到存储区域的退货区。科室的检验试剂管理员在系统中制作和发起退库申请,服务人员接收退库审核并至二级库将退库物资转移至一级库,再通过一级库的退货流程完成试剂退货。

退货管理流程如图 5.7 所示。

(2) 操作标准

检验组二级库的退库同样包括退库发起和退库接收两个部分,操作标准如下:

① 退库发起操作标准如下:

当有以下情形时,允许发起退库操作:

a. 检验试剂不做性能验证管理,日常质控时发现质量不合格的;

b. 检验试剂库存量过大,无法在有效期内使用完的;

c. 检验项目变更检验标准,库存检验试剂不能满足检验使用需要的;

d. 其他医院和供应商协商可以退货的情况,先做退货处理,再退库。

② 退库接收操作标准如下:

a. 退库由检验组发起,发起前需通知服务人员;

b. 退库发起后,服务人员至检验组核对退库品种、数量,确认无误后将退库试

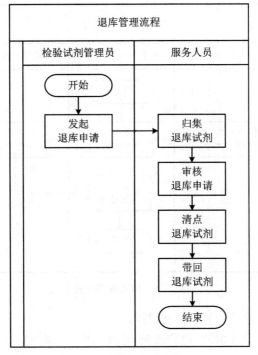

图5.7　退库管理流程

剂带回检验科一级库妥善存放；

c. 服务人员登录系统，对检验组退库信息完成接收确认；

d. 如退库检验试剂质量合格，服务人员使用 PDA 将检验试剂上架，等待出库至其他科室；如退库检验试剂质量不合格，服务人员按照退货管理办法做进一步处理。

5. 报废

（1）具体流程

检验试剂报废的责任方为医院，由医院承担报废试剂的成本，服务人员配合院方完成报废操作。

当检验科一级库出现报废情况时，由检验试剂管理员自行发起报废申请，发起申请前，可要求服务人员配合完成报废试剂的清点、归集、转移等操作；实物的报废申请必须经检验科领导审核通过才能执行，即在报废审核通过，系统库存减少之后，服务人员才可将报废试剂转移出检验组二级库，由医院按照医疗废弃物管理标准处理。

报废管理的流程如图5.8所示。

（2）操作标准

检验组二级库报废的操作标准如下：

① 允许报废标准如下：

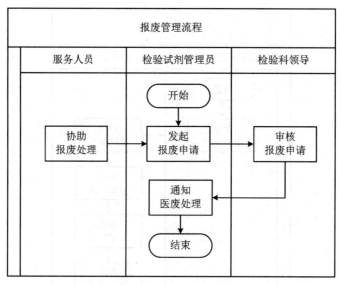

图 5.8 报废管理流程

a. 检验试剂因存放时间过长而过期；

b. 检验试剂因意外事故，包装破损，存在污染、泄漏等质量不合格风险的；

c. 检验试剂因长期处于不规范的存储环境下，导致质量不合格的；

d. 其他在管理中因医院责任导致检验试剂质量不合格的情况。

② 报废处理标准如下：

a. 提交报废申请前，应明确报废品种、报废数量、报废原因；

b. 如检验试剂在报废时已被污染或已经泄漏且影响周边环境的，应第一时间处理现场；

c. 提交报废申请后，服务人员应尽快将报废试剂归集到不合格品存放区域并与常规试剂隔离，该区域应树立明显标志；

d. 只有在报废申请审核通过后，服务人员才被允许将报废试剂转移出检验组二级库区域，并按照医院规定处置。

6. 盘点

（1）具体流程

检验组二级库的盘点工作主要是对系统库存和实物库存进行核查比对，可采用静态盘点和动态盘点相结合的方式，并由服务人员负责。

① 服务人员每天进行一次动态盘点，动态盘点流程如下：

a. 通过 PDA 扫码库位标签，获取系统中定数包数量，盘点与库位上实物数量是否相符，若存在不相符情况，记下漏消耗条码，与检验人员核实缘由并补消耗；

b. 核对上架检验试剂定数包是否遵循近效期与先进先取原则并及时整理；

c. 关注检验试剂消耗量是否过大，及时联系检验人员核实情况，检验试剂管理员同意后,可对物资备货量进行调整。

② 服务人员每周进行一次静态盘点,静态盘点流程如下:

a. 提前与检验试剂管理员沟通,确定盘点时间,并在盘点前完成物资的取用,盘点时暂停取用或减少取用次数;

b. 服务人员冻结检验组二级库库存,打印盘点表,按库位排序逐次盘点;

c. 盘点时对检验试剂效期、质量、数量做好记录;

d. 盘点结束后由检验试剂管理员签字复核;

e. 分析盘点结果,如果发现偏差,立即找出偏差原因,如拣货错误、出货错误、收货错误、科室库漏耗或库房转换错误等,及时补救。

此外,SPD 系统会对近效期的检验试剂发出提醒,服务人员在动态盘点和静态盘点过程中核查对应检验试剂,并张贴近效期标识:效期低于 6 个月的贴黄色标签,效期低于 3 个月的贴红色标签。

(2) 操作标准

① 动态盘点操作标准如下:

a. 盘点前应制定盘点计划,确保每日盘点一次,每周完成一次全盘;

b. 盘点应在上架前进行,按照盘点计划使用 PDA 比对实物库存和系统库存是否一致;

c. 上架完成后,需对实物库存明显不足,可能影响科室使用的检验试剂进行补充盘点;

d. 盘点除核对定数包数量之外,还需核对定数包条码明细;

e. 发生盘点差异,需登记差异条码并与检验人员确认,如漏消耗,需告知检验组补消耗;如库存存在已消耗检验试剂,则需通知科室将之转移出检验组二级库;

f. 如发现有库存半个月以上未使用的检验试剂,或半个月内连续三次要求增加供应的试剂,需与检验人员确认是否调整库存设置,经检验试剂管理员确认后,可调整库存参数。

② 静态盘点操作流程如下:

a. 盘点应制定盘点计划,每周实行一次,并确定盘点时间以确保检验组的配合;

b. 盘点前,应通知检验组停止入、出库作业,制作并打印盘点表;

c. 盘点时,应按实物库位顺序,逐个盘点确认;

d. 盘点除核对定数包数量之外,还需核对定数包条码明细;

e. 发现差异后,应在盘点表上记录差异信息,盘点完成后,统一与检验人员确认;

f. 根据盘点表差异,逐一与检验组确认差异原因和解决方案;

g. 将盘点结果录入系统,对盘点单进行盘盈、盘亏处理。

第三节　规范和制度

一、检验科管理基本要求

(一)检验科一级库基本要求

在 SPD 模式下,为便于检验科向检验组供应试剂,检验科一级库建设在检验科内部区域。根据不同类型检验试剂的存储要求和 SPD 管理的作业要求对检验试剂实行分区管理。

1. 存储要求

检验试剂包括常温试剂、冷藏试剂和冷冻试剂,其中冷藏试剂和冷冻试剂一般合称为冷链试剂。一级库根据存储环境分为 3 个存储区域,即常温区、冷藏区和冷冻区,3 个区域的温、湿度要求如表 5.1 所示。

表 5.1　检验试剂存储的温、湿度要求

库房类型	温度要求(℃)	相对湿度
常温区	4~30	35%~75%
冷藏区	2~8	/
冷冻区	低于 -20	/

各区域一般相邻设置,常温区日常需要做好通风和清洁工作,所有区域均需保证无明显垃圾、灰尘、水渍等,并保持库房墙面、地面、货桌面整洁卫生。

2. 作业要求

在 SPD 模式下,根据作业需要将库区规划为三色五区:绿色(合格品区)、黄色(质量待定区/验收区)、红色(不合格品区);应对检验试剂的存储环境要求,分别在常温区和冷藏区均划分出验收区、合格品区(细分拆零区和整件区)、不合格品区以及退货区等;为便于操作,还会划分各种功能性的作业区域,如待上架区、待推送区、办公区、作业设备区等,各区域用途如表 5.2 所示。

表 5.2　检验科一级库各作业区域及用途说明

名　称	颜　色	用　　途
验收区	黄	用于验收检验试剂
拆零合格品区	绿	用于储存体积较小的试剂
整件合格品区	绿	用于存储量较大或体积过大的试剂
不合格品区	红	用于存放验收不合格或等待报废的试剂
退货区	黄	用于存放需要办理退货的试剂
待上架区	绿	用于暂时存放需要上架的合格试剂
待推送区	绿	用于暂时存放需要推送的合格试剂
办公区	/	用于放置信息化作业设备
作业设备区	/	用于放置作业完毕后的设备

3．库区规划

按照以上标准要求,检验科一级库的标准规划如图 5.9 所示。

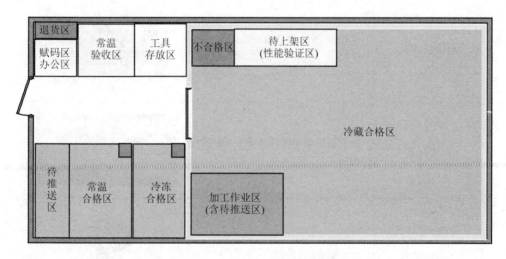

图 5.9　检验科一级库标准规则

(二)二级库基本要求

为方便检验组就近取用试剂上机使用,检验组二级库一般设置在检验组的对应仪器附近区域,主要划分为常温区和冷藏区,对应温、湿度要求与检验科一级库一致。冷冻试剂因存储设备昂贵,一般集中放置在同一区域,供多个检验组共同使用。

不同库房类型需满足相应基建要求,如表 5.3 所示。

表 5.3　各库房类型对应临床科室库房基建要求

库房类型	形　式	空间面积(m^2)	强　电(V)	弱　电
常温区	定制货架	1～2	220	WiFi/网口
冷藏区	医用冷藏柜	1～2	220	/
冷冻区	医用低温柜	0.5～1	220	/

二、检验试剂设施设备

（一）检验科一级库设施设备

为便于检验试剂的摆放、存储、监管及出入库操作,检验试剂中心库需部署相关设施设备,为 SPD 物流作业提供设备保障,如表 5.4 所示。

表 5.4　检验科中心库设施设备表

硬　件	用　　途	图　例
电脑一体机	供仓库办公及 SPD 管理系统使用	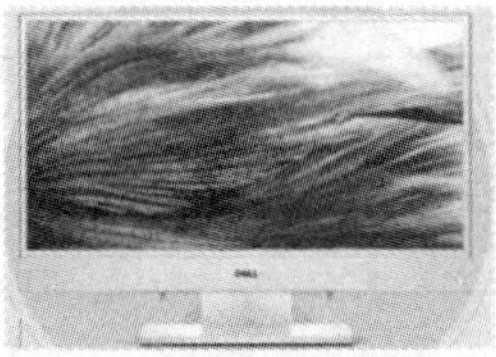
磁吸标签	用于制作仓库库位标签(可重复利用)	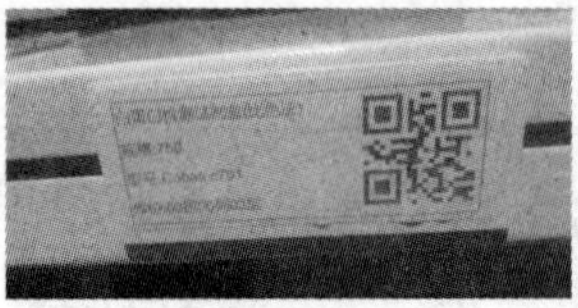
条码阅读器	用于验收扫描单号	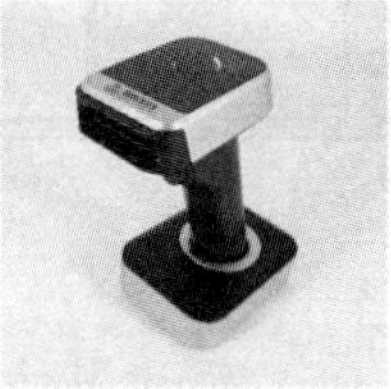
PDA	用于扫码出库	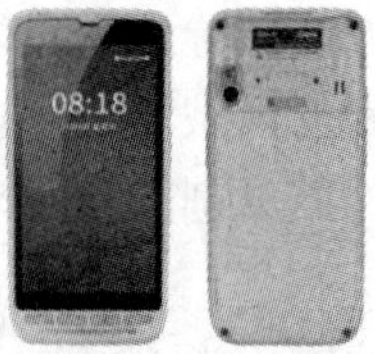

硬　件	用　　　途	图　　　例
激光打印机	用于打印推送单	
验收加工台	用于检验试剂的验收与加工	
定制货架	用于存放拆零的检验试剂	
定制冷库货架	用于存放拆零的冷链检验试剂	
库位隔板	用于区分不同种类、批号及有效期的试剂	
推送车	用于检验试剂科室的日常推送	

硬　件	用　　　途	图　　　例
温度采集模块	用于记录冷藏库的储存温度	
冷链运输箱	用于冷链试剂的日常拣货下送	

（二）检验组二级库设施设备

为便于检验试剂的存储、消耗使用等，检验组二级库需部署相关设施设备以保障检验试剂在院内的安全使用，如表5.5所示。

表5.5　检验科二级库设施设备

名　　称	用　　　途	图　　　示
PDA扫码终端	检验试剂日常扫码消耗	
定制货架	存放常温试剂	
库位隔板	区分不同型号的检验试剂及配套试剂	

名　称	用　　途	图　　示
磁吸库位标签	用于制作试剂库位标签	
医用冷藏冰箱	存放需要冷藏的试剂	
冷链采集器	用于记录库房的储存环境	

三、检验科一级库管理规范

为规范中心库检验试剂管理秩序,保证检验试剂入库、存储和出库质量安全,制定检验试剂管理规范并上墙,详细如下:

第一条　检验试剂应在符合储存条件的待验库(或区)内,按照规定的时间及时验收,需冷链保存的试剂应在试剂到货半小时以内完成验收工作。

第二条　验收采购的试剂到货时,需要核对批号信息,若与之前试剂的批号不一致,则需要区分入库,并在下送科室时提醒科室使用人员。

第三条　一般来说,新到检验试剂的剩余有效期不足全部效期的1/3时不得入库,有特殊情况的,需要与科室使用人员沟通签字确认。

第四条　检验科平行比对不合格的试剂,由检验科验收人员或主任审核并签署处理意见,通知供应商和采购部门进行退货处理。

第五条　当天验收完毕的试剂,需由检验试剂专员协助供应商,根据试剂温度要求配送至对应库房储存。

第六条　按照安全、方便、节约、高效的原则,试剂入库时应正确选择库位,合理使用库容,按批号及效期远近依序存放,不同批号不得混放。

第七条　检验试剂实行分类管理,不合格试剂需单独存放,并标注明显标志,近效期试剂应及时处理。

第八条　保持库房、货架的清洁卫生,定期进行清理,做好防盗、防火、防潮、防腐、防鼠、防污染等工作。

第九条　检验试剂出库必须经过系统,优先使用近效期试剂,其次使用同批号试剂。

第十条　下送时,检验试剂拣货完成后由复核员对拣出试剂逐一核对信息,核对无误后登录SPD系统打印推送单,两张单据装订保存不少于3个月。

第十一条　检验试剂出库时,如发现有液体渗漏、外包装破损、赋码标签模糊或超出有效期的情况,应停止出库并及时处理。

第十二条　检验试剂应遵循先入先出的原则进行上架,上架完成后,对货架进行整理,以确保摆放规范、合理、整齐、牢固,且无倒置现象。

第十三条　下送人员应定期盘点科室库,并将结果通知对应科室负责人,应对漏消耗物品及时补消耗。

四、检验组二级库管理规范

为规范二级库检验试剂管理,保证检验试剂存储、出库和使用质量安全,制定检验试剂管理规范并上墙,详细如下:

第一条　检验试剂科室需要有专人负责试剂管理工作,包括验收入库、上架、出库、盘点、效期管理等。

第二条　每日记录库房的温、湿度,定期对库房进行消毒,保证医用检验试剂存储环境符合贮存、配送服务医疗器械说明书或标签标示的要求。

第三条　SPD服务人员须及时查看试剂库存量,并将未及时配送的采购订单反馈至中心库跟催,确保科室试剂使用无断供的风险。

第五条　需要做平行比对的试剂,应在试剂入库前就获得检验科平行比对的结果,在确保本次到货的试剂可用后,方可进行系统入库。

第六条　应定期整理检验科常温库房、冷库以及各检验组库房,做好定期盘点库存工作。

第七条　在科室盘存中发现有漏消耗情况时,需要及时做好记录,并与科室签字确认,由科室及时完成补消耗工作。

第八条　库存检验试剂、配套试剂应摆放整齐,定期检查检验试剂是否过期,不得使用过期试剂。

第六章 门诊管理

第一节 管理目标、内容与方法

一、管理目标

通过 SPD 物流管理系统,实现门诊医用耗材定期付结、零库存管理,降低医院库存资金占用。

杜绝科室跑冒滴漏,保障医用耗材供应安全和提升医用耗材周转率;减轻医护人员管理耗材的负担,为患者提供更多的服务资源。

实现门诊医用耗材的自动补货、主动推送、条码追溯,对耗材的质量、效期、库存实施全流程、透明化的监督管理。

二、管理内容

(1)供应链管理

通过 SPD 物流管理系统,从耗材申请、配送、上架、盘点、退货各环节实现对医用耗材全流程供应链的监督管理。

(2)库存管理

定期组织盘点,核对实物与系统批号、数量的准确性;不定期进行库存抽查和记录,对于盘点发现的差异进行登记和上报处理。

(3)效期管理

在物资接收过程中,核对接收的批号和效期;在库存管理过程中,对于近效期粘贴近效期标签提醒和对临期的耗材办理退换货。

(4)系统管理

利用 SPD 物流管理系统,对出库、入库数据进行核对,以保证库存管理及科室成本核算的准确性。

（5）退货管理

退货有迹可循，实现系统化的管理，对退货进行全流程追溯。

（6）设施设备管理

对于门诊库配置的硬件设备（PDA、电脑、除湿机、温/湿度记录仪、智能柜等），定期进行功能检查，以保证设备能够正常使用。

（7）三级库管理

门诊护理部收集、统计其管辖的门诊科室的需求，由服务人员从门诊部护理二级库主动推送至门诊诊室，实现门诊耗材全流程精细化管理。

三、管理方法

（1）定数管理

通过规范物资最小使用单位，科学度量门诊科室的用耗标准量，提高耗材流转效率。

（2）定数包条码管理

通过最小包装单位赋码，运用扫码设备，监控医用耗材流转状态，提升管理精细度。

（3）自动补货

通过设置补货参数，实时感知库存动态，实现一级库自动采购、二级库智能补货。

（4）扫码消耗

通过科室管理人员扫码消耗取用所需的耗材，实现对成本和用量的精准控制，并且及时记录取用人员，进行全程追溯查询。

（5）手工请领

针对门诊各科室因耗材多样性及用量不稳定的现实，可根据病人需求及诊疗所需及时手工申请相关耗材，做到即用即申请，减少科室耗材成本占用和降低管理难度。

（6）智能柜管理

可自动登记耗材出入库信息，自动盘点，减少医护人员工作量，减少错、乱收费情况，提升收费正确率，提高管理效率和医护满意度。

第二节　流程与标准

一、整体流程

① 门诊科室工作人员登录 SPD 院内物流系统申领耗材和扫码消耗；

② 院内中心库接收到补货报警计划，院方采购部门审核通过后，由供采平台将采购订单发送给供应商；

③ 供应商收到采购订单，将耗材配送至院内中心库验收；

④ 验收通过后，再进行拣货、加工并推送至门诊科室；

⑤ 门诊科室负责人接收推送的耗材，核对完成后进行系统上架确认；

⑥ 门诊护理部定期收集各门诊诊室计划，由SPD服务人员根据计划从门诊护理部二级库出库至各诊室，每周配送2次。

具体流程见图6.1。

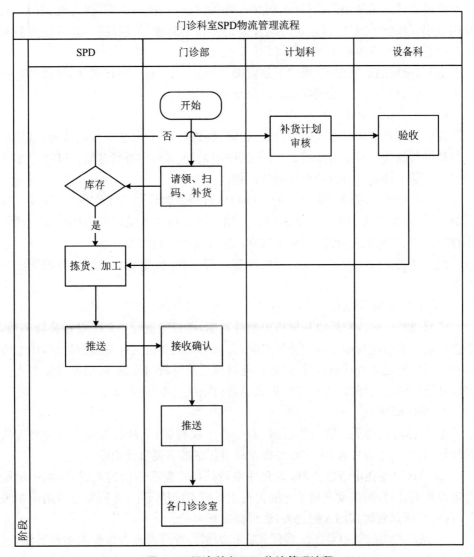

图6.1 门诊科室SPD物流管理流程

二、具体流程与操作标准

（一）申领

1. 具体流程

（1）科室请领模式

此模式适用于普通门诊科室，例如普外科门诊、儿科门诊等，因为此类门诊耗材用量小、品规少。科室以固定时间按需请领特定品规、数量耗材，并备注紧急程度。中心库按科室申请单配送物资。

定时、定量的请领模式，减少了物资推送频率，因耗材入库即消耗，故可暂时存放于治疗室、护理车上，无须配备标准科室耗材库房。

（2）自动补货模式

部分门诊科室耗材用量较大、品规较多，例如口腔门诊、手术室门诊等，其适用于自动补货模式。科室可按照2～3天的使用量，设置科室补货基数。SPD系统感知到库存低于补货点时自动产生补货计划。

自动补货模式减轻了临床医护人员制作科室请领计划的工作负担，提高了库房周转率，减少了科室库存成本的资金占用。低值耗材实现扫码消耗可实时感知库存减少，实现智能化管理，提高了科室二级库房的管理效率。

此模式需要科室配置独立的耗材库房，需配置库房货架和扫码一体机等硬件设备。

（3）智能柜补货模式

依据急救门诊诊室低值耗材历史消耗数据，在智能柜管理系统设置补货基数，当智能柜中低值耗材库存降至补货点时，会自动生成和提交补货提醒计划，中心库接收计划后发出补货计划，再按计划将耗材推送至急救门诊诊室，由推送服务人员完成智能柜的上架操作，由科室医护人员进行系统上架（图6.2）。

2. 操作标准

①门诊科室在手工请领物资时，若中心库没有库存，补货提醒会自动触发采购计划；若中心库有库存，由中心库根据补货提醒的需要直接出库。

②门诊科室在申请物资时，只允许申请该科室配套表内的耗材；如需申请配套表以外的耗材，则需要在请示并征得科主任同意的情况下，才能发起申请审批流程，待审批同意后将其加入配套表，然后再进行申请。

③条码管理的耗材可手工请领或库存达到补货报警点直接生成采购计划，并直接发给供应商。供应商发出的补货在院方验收通过后，由配送人员第一时间配送至所需科室。

④ 手工请领适用于科室用量不稳定,无法用定数补货方式推送的某品种耗材,或者是目前产品包装无法拆分,需要以备注信息通知供应商的耗材;定数补货适用于耗材用量稳定,且具备软硬件条件的部分门诊科室。

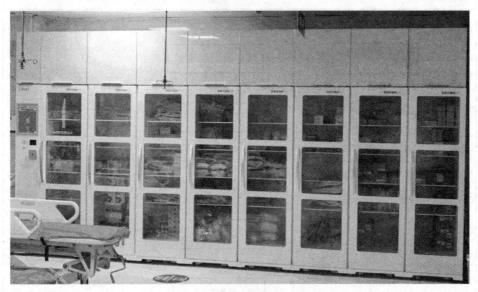

图 6.2　门诊科室智能柜

⑤ 在向智能柜中摆放物资时需要注意:两个 RFID 标签之间需要保持距离;RFID 需要错位摆放,不能 100% 面对面;RFID 不能贴在金属物资正上方;RFID 标签不能距离玻璃柜门太近,太近了无法扫描到;RFID 标签不能褶皱;物资摆放需要保持距离,如果 RFID 标签被挤压出现折弯或者重叠也会导致读取不准。

（二）配送

1. 具体流程

（1）物资出库

SPD 中心库库管员于每日上午 8 时核对科室补货报警情况,根据系统预先设置的优先级进行系统出库操作,打印待出库科室拣货清单,交由拣货人员处理。

SPD 拣货员接收拣货单,扫码拣货清单,PDA 自动显示待出库明细以及对应库位,拣货员到指定库位扫描物资条码进行拣货;拣货完成后,系统自动生成推送单;拣货员将推送单和物资存放于待复核区,交由出库复核员进行核对。

复核员核对无误后将物资转移至待下送区。

（2）物资配送

推送员核对待下送区的物资与推送单信息,确认无误后,用 PDA 扫描推送单号,点击"确认推送",信息传输至下送区电子屏,单据变成推送中状态。推送任务状态实现可视化可以提高物资推送效率。

推送员按推送区域将下送箱码放在下送推车上,做好耗材捆绑固定工作,确保运输途中的安全性,再按指定路线推送到科室库房。

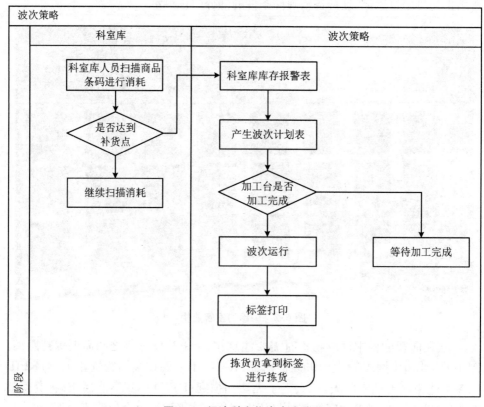

图6.3　门诊科室物资出库流程

（3）诊室间配送

每周二和周四上午,服务人员将门诊护理部提供的各诊室的需求计划打印出来后由服务人员用各诊室负责人的 PDA 登录系统,扫码消耗诊室需要的耗材,再统一按计划对各诊室进行推送,并将签收单据带回门诊护理部归档。

2. 操作标准

① 单个科室的整理箱按列码放,推送单放于此列最上层;

② 推送员核对箱内实物与推送单上品名、规格、数量、批号、效期等信息是否一致,定数包标签粘贴是否无误,定数包是否存在破损、脏污等情况;

③ 核对无误后,将整理箱内的定数包规整地放置于清洁的下送箱内,装箱时应注意重不压轻,大不压小;

④ 当一个科室的定数包全部整理完毕后,应在配送单上标注箱数,并将配送单放置于推送箱外文件袋中,推送员签名。

核对完毕的配送箱需用扎带封锁,到科室后方可允许打开。

具体流程见图 6.4。

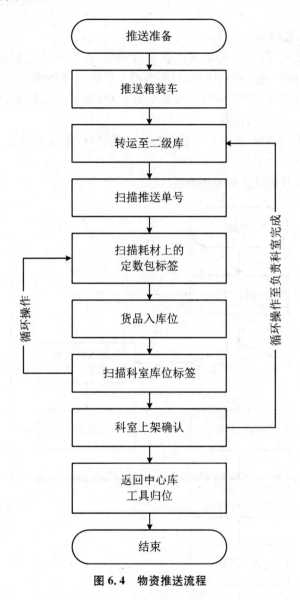

图 6.4　物资推送流程

（三）科室接收

1. 具体流程

（1）物资上架

主动补货模式：推送员将物资推送至科室库存后，扫描推送单号，带出推送单信息，扫码定数包标签上架至科室指定库位，确保物资数量准确，上架完成后，与科室库房负责人进行确认，以减少库房负责人核对物资的工作量。

科室请领模式:推送员将物资推送至科室库存后,与科室库房负责人交接确认。

(2) 科室接收确认

主动补货模式:科室库房负责人核对推送单,在壁挂式电脑终端进行上架确认,确认上架后物资进入科室库存,科室医护人员可扫码消耗。

科室请领模式:科室库房负责人核对推送单,在壁挂式电脑终端进行上架确认,确认后物资自动计入消耗。

耗材存放于门诊库,各诊疗室到门诊库领用耗材,系统可根据领用人所属诊疗室进行成本划分。

科室物资接收确认流程见图6.5。

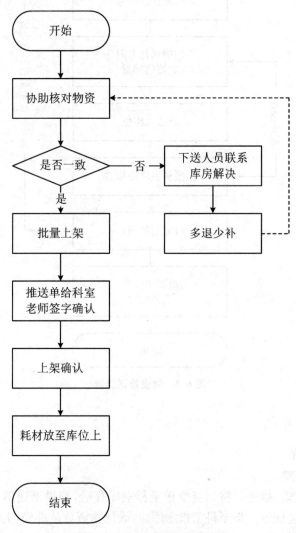

图 6.5　科室物资接收确认流程

2．操作标准

① 推送员到科室后,拆开扎带,与科室库管理员共同核对箱内明细;

② 定数补货的耗材,使用 PDA 的科室库上架功能,扫描推送单条码、定数包条码、库位条码,完成科室库上架工作;手工请领的耗材,需要核对(实物与推送单据)耗材品名、规格、数量、批号、效期;

③ 将耗材码放至相应的货架,必须遵循左进右出、先进先出原则,整齐摆放耗材,可根据科室使用习惯调整;

④ 科室库上架后,应进行科室库库存查询,查询是否有漏消耗和已消耗而未领用的情况,漏消耗耗材需及时做好记录;

⑤ 漏消耗登记表需与科室交接并签字,由科室自行完成补消耗工作,对已消耗而未领用的物资应及时与科室库负责人沟通反馈;

⑥ 科室库耗材如有更新,需及时更新库位标;

⑦ 科室库实物完成上架并确定无遗漏后,需由科室库管理员亲自在系统中进行上架确认,上架员需跟进科室人员完成当天配送的耗材的系统上架确认工作。

（四）耗材使用

1．具体流程

（1）低值耗材消耗

主动补货模式:各个诊疗室的护理人员到门诊库房取用低值定数包,扫码外包装条码进行消耗(图6.6)。系统感知科室库存扣减,当库存降低至补货点时,自动产生补货报警。已消耗物资在月末统一进入结算。通过这一模式可实现根据消耗人所在诊疗室实现成本划分。

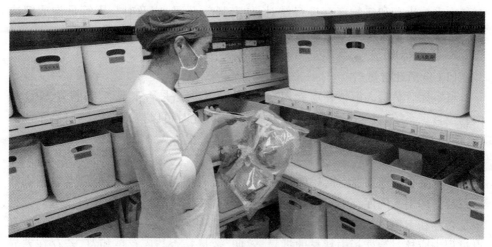

图6.6 科室护理人员扫码取用低值定数包

三级库管理:针对门诊可收费耗材,可进行三级库管理。门诊库存物资属于二级库,从二级库取出后,流转到三级库。三级库的物理位置可能是在诊疗室、换药室、护理室或病房。护理人员使用耗材后对病人进行计费,SPD 系统相应扣减三级库库存,实现收费耗材精细化管理;同步生成科室三级库差异化报表,为科室绩效评估、工作流程改进提供理论依据和数据支持。

智能柜出库:科室医护人员从智能柜取出耗材后,关门熄灯点击屏幕上面锁门按钮,系统会自动记录存取记录,并在每天的 23 点自动将当日取出的所有耗材按条码进行消耗;若当日科室取出的耗材未使用并返回智能柜,则系统不将该物资计入消耗使用。

2. 操作标准

① 科室库负责人解锁并登录 PDA 终端,查看网络是否连接正常;打开 SPD 中的院内物流管理系统,登录对应科室医护人员账号,系统会自动显示消耗界面,此时可以按压扫描键进行红外线扫描;

② 将 PDA 对准耗材上的定数包标签进行扫码,扫码成功会语音提示消耗成功,若未听到语音提示或提示消耗失败则应及时联系服务人员解决;

③ 在取出耗材后,取用人需要及时关好智能柜并闭锁,并且关注屏幕上方显示的存取人信息是否准确,若显示与实际不符,则应第一时间反馈给 SPD 服务人员处理。

（五）库存管理

1. 具体流程

（1）库存盘点

SPD 服务人员通过每日动态盘点、每周静态盘点以及智能柜自动盘点的方式,对科室系统库存和实物库存进行核对,如有异常情况,应及时与库管员沟通解决（表6.1）。

2. 操作标准

（1）低值耗材盘点

科室库管负责人解锁并登录 PDA 终端,查看网络是否正常连接;打开 SPD 院内物流管理系统,登录个人账号,点击库存查询,此时可以按压扫描键扫描库位标签,核对 PDA 显示库存量和条码明细与实物是否相符。

（2）智能柜盘点

科室负责人应在盘点前提前取出将要使用的物资,避免智能柜盘点数据刷新导致与打印出来的库存不符;同时由服务人员核对智能柜显示屏幕上显示的数据中是否存在 RFID 标签智能柜无法识别的数据,如有则需要查找原因进行处理;盘点过程中应核对智能柜中耗材的批号、效期、数量是否与库存单相符,若存在差异则需要厘清,究竟是系统识别不准确还是 RFID 标签无法识别导致的,并第一时间联系驻点运维人员处理。

表 6.1 库存盘点操作标准

方　式	周　期	内　　容
动态盘点	次/天	① 盘点库位上定数包数量与实物数量是否相符,记下漏消耗条码,协助库管员联系消耗科室进行处理; ② 核对上架耗材的数量、效期是否一致,及时做好差异记录; ③ 关注耗材消耗量是否过大,是否需要调整定数包参数
静态盘点	次/周	① 盘点前打印盘点表,按库位排序逐一盘点; ② 盘点时记录好耗材效期、质量、数量; ③ 盘点结束后由库管员签字复核; ④ 分析盘点结果,如发现偏差,应立即寻找偏差原因,如拣货错误、出货错误、收货错误、科室库漏消耗、库房转换错误等,并及时补救
智能柜盘点	次/天	① 打印智能柜自动盘点结果并与实际库存比对,若存在差异则需要做好登记、查找原因并及时解决; ② 防丢巡检(配送员):每日巡检智能柜防丢报警界面,若取出时间超过 24 小时则判定为耗材遗失,应联系运维人员配合科室负责人寻找耗材

(六)耗材退货

1. 具体流程

如临床科室库存物资出现质量问题或者库存过多需要退货,可联系 SPD 事务员,说明退货原因,进行退货操作。SPD 人员核对需要退货物资品规数量后,制作退货单,打印退货单,交科室库房负责人签字确认。

将退货物资带回中心库,进行中心库上架操作,进入中心库库存,再进行后续出库或者退货供应商操作(图 6.7)。

2. 操作标准

① 退货前需核对科室库的系统库存是否与实物库存一致。

② 科室负责人登录院内物流系统,进入科室退货管理界面。

③ 通过条码管理耗材是进入科室高值耗材退货制作界面,逐个扫描商品条码,然后提交,非条码管理耗材,则是进入科室低值退货制作界面,扫描定数包标签条码,然后提交。

④ 非条码管理耗材是完成系统退货流程,做好纸质记录,科室负责人签字确认后,由下送员将退货的实物与退货单带回中心库;通过条码管理耗材完成二级库系统退货流程后应做好纸质记录,并将耗材实物与签好字的退货记录单直接交给院方验收。

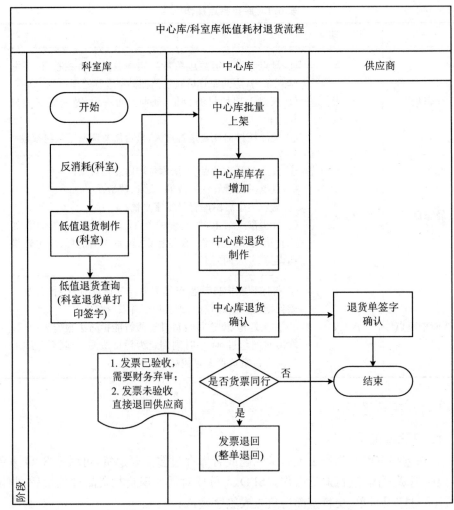

图 6.7　中心库/科室库低值耗材退货流程

第三节　规范与制度

一、管理规范

（1）申领管理规范

普通门诊科室耗材用量小、品规少，适用于科室请领模式。科室库管员在固定时间按需请领特定品规、数量的耗材，备注紧急程度，不可一次性请领超过常规需要的用量。

（2）定数补货管理规范

部分门诊科室耗材用量较大、品规较多，可按照 2～3 天的使用量设置科室补货基数；系统自动感知低于补货点的品规，自动产生补货计划。

（3）物资接收管理规范

当门诊库房接到中心库推送的耗材时，科室库管员应对高、低值耗材进行清点，核对（实物与推送单据）耗材品名、规格、数量、批号、效期，核对无误后再接收，并由科室库管员在系统上完成上架确认。

（4）耗材使用管理规范

定数补货的低值耗材需要由科室库管员到门诊库房取用定数包，扫码外包装条码进行消耗。

管控的高值耗材，在做出库使用登记时，应扫码绑定病人信息。

手工请领的低值耗材，可由科室库管员根据需要直接从库房取用，无须扫码消耗。

（5）库存管理规范

盘存科室库存时如发现有漏消耗的情况，需要及时做好记录，由科室负责人签字确认；由科室自行完成补消耗工作。

（6）退货规范

科室库管员在 SPD 系统中发起系统退货，上架员与库管员共同在科室退货单上签字确认；上架员与库管员需当面完成清点交接工作，不允许上架员将耗材带回中心库自行补充系统流程；科室已拆封使用的耗材，应视为已消耗，除因质量问题需召回处理外，不允许退货。

二、管理制度

（一）库房管理制度

为加强库房人员管理，明确相关人员工作职责和要求，特制定以下库房管理制度：

第一条　科主任和护士长是科室二级库房第一负责人，负责科室二级库的管理工作，并指定专人负责物资的申请和定数包扫码消耗工作。

第二条　科室二级库责任人负责科室系统权限、品种目录、定数包库存的设置以及品种退库等变更事项的申请工作。

第三条　科室二级库应接受中心库的监督和管理，不得私自变更二级库的使用范围。

第四条　科室二级库需张贴医用耗材取用消耗流程图及 SPD 服务人员联系

方式,遇到问题应及时联系 SPD 工作人员。

第五条 科室二级库内的耗材由中心库加工下送,依据先进先出、左进右出原则整齐摆放;科室负责系统上架确认,非 SPD 配送的耗材不得入库上架;SPD 配送人员不得私自调换物资,一经发现立即停职检查,查明原因后视情况追究责任。

第六条 使用科室二级库内耗材前,医护人员必须检查产品包装和产品质量,凡有质量问题的产品应立即停止使用,就地封存,并及时通知中心库;中心库负责登记不良事件,并立即联系医工部处理。

第七条 SPD 工作人员应定期对二级库库存进行盘点,若发现账物不符,应告知科室二级库责任人及医工部,并协助科室及时查明原因,解决差异问题。

第八条 科室盘存发现有漏消耗情况时,需要及时做好记录,并与科室确认,由科室自行完成补消耗工作,系统补消耗完成后签字确认。

第九条 科室二级库责任人应协助 SPD 工作人员定期对在库品种进行养护和效期检查,接近有效期的产品须及时与中心库联系退换。

第十条 对于高值耗材,系统每月定期自动生成二级库消耗结算汇总单,由二级库负责人审核确认后签字,提交一级库进行成本入出库和结算工作;对于低值耗材,系统每月根据系统消耗和定数包扫描消耗数据,自动生成科室成本。

第十一条 每周六,SPD 服务人员应实行电话值班,急需要货的科室可根据粘贴在科室库房墙上的 SPD 服务主管或服务人员信息联系相关人员补货。

(二)温、湿度管理制度

为保证在库储存的医疗器械的温、湿度条件符合规定的要求,保证储存的医疗器械的质量,特制定本规定:

第一条 仓库各库(区)的温度要求范围:一般的器械储存在常温库;常温库 0~30℃;阴凉库 0~20℃;需要在其他温、湿度储存的按照要求储存。

第二条 记录仓库温、湿度:库房管理员每天上、下午各记录温、湿度一次,每天 9:00—10:00,16:00—17:00 各记录一次。

第三条 库管员做好温、湿度的记录工作,如果发现库房的温、湿度超出了规定的范围,必须立即采取措施,使库房温、湿度恢复到规定的范围内。

第四条 仓库温度过高应采取的措施:开空调降温。

第五条 仓库湿度过高应采取的措施:开空调抽湿。

第六条 仓库湿度过低应采取的措施:拖地和少量洒水。

第七条 库房内的温、湿度计每年应该检定一次或者更换新的,并作记录;检定温、湿度计的方法可以是用当年最新生产的该品种、规格的温、湿度计或者经当地的法定检验部门检验的温、湿度计。

第八条 保管员如果发现温、湿度计读数可疑,应立即报告养护员,要求计量检定或更换。

144

第七章 医技部门管理

第一节 管理目标、内容与方法

一、管理目标

在实际应用中,医技部门SPD管理目标与门诊部门基本一致,是通过SPD管理模式降低库存资金占用,减少耗材"跑冒滴漏",在安全保供的同时确保耗材供应质量,减轻医护人员耗材管理负担,提供更优质的医疗服务。

二、管理内容

(1)供应链管理

通过SPD物流管理系统,从耗材申请、配送、上架、盘点、退货各环节对医用耗材全流程供应链进行监督管理。

(2)库存管理

定期组织盘点,核对实物与系统批号、数量的一致性;不定期进行库存抽查和记录,对于盘点的出现的差异进行登记和上报处理。

(3)效期管理

在物资接收过程中,核对接收的批号和效期;在库存管理过程中,对于近效期耗材粘贴近效期标签进行提醒以及对于临期的耗材办理退换货工作。

(4)系统管理

利用SPD物流管理系统,对出库、入库数据进行核对,以保证库存管理及科室成本核算的准确性。

(5)退货管理

保证退货有迹可循,通过对比实物和系统记录,及时查询调取数据,实现对退货记录的全流程追溯。

（6）设施设备管理

对于门诊库配置的硬件设备（PDA、电脑、除湿机、温/湿度记录仪、智能柜等），定期核对、校验其性能，以保证正常使用。

三、管理方法

（1）定数管理

通过规范物资最小使用单位，科学度量医技科室的用耗标准量，提高耗材流转效率。

（2）定数包条码管理

通过最小包装单位赋码，运用扫码设备，监控医用耗材流转状态，提升管理精细度。

（3）自动补货

通过设置补货参数，实时感知库存动态，实现一级库自动采购、二级库智能补货。

（4）扫码消耗

通过科室管理人员扫码消耗取用所需的耗材，实现对成本和用量的精准控制，并且及时记录取用人员信息，实现全程追溯查询。

（5）手工请领

医技各科室因耗材多样性及用量不稳定，可针对病人及诊疗所需即时手工申请相关耗材，做到即用即申请，降低科室耗材成本占用和减少管理难度。

（6）直供管理

科室管理人员通过扫码消耗取用所需的耗材；扫码计数到量后直接产生采购计划；供应商配送时打印附码标签，在做到代消耗的同时节省院内转运时间。

（7）智能柜管理

可自动登记耗材出入库信息，自动盘点，减少医护人员工作量，减少错、乱收费情况，提升收费准确率，提高管理效率和医护满意度。

第二节　流程与标准

一、分区管理

根据耗材管理需求，介入科的耗材库房分为定数包区和高值耗材区：定数包区配备专业低值耗材存放货架；高值耗材区则放置智能柜管理高值耗材，如图 7.1 所示。

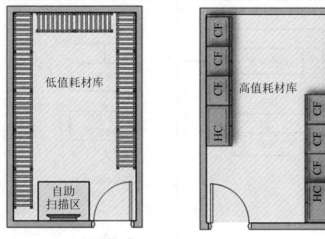

图 7.1　介入科库房功能分区

二、低值耗材二级库

介入科所用耗材分为低值介入耗材与高值介入耗材。与一般临床科室一样，低值耗材采用中心库定数补货和手工请领，耗材直供的模式进行管理。

（一）整体流程

低值耗材二级库的管理包括补货、上架、消耗和盘点 4 个环节。根据历史消耗设置科室库 SPD 系统补货点，库存降至补货点时触发补货报警，系统自动生成补货计划发送至中心库，由中心库向供应商发出采购计划；供应商将耗材送到中心库，SPD 服务人员按照科室补货计划，将耗材打包成定数包推送到科室库房，医护人员使用 PDA 扫描定数包条码完成消耗，具体流程如图 7.2 所示。

手工请领模式只包含科室手工请领，由中心库拣货加工送至库房后上架即消耗，因此没有二级库库存，也没有消耗和盘点环节，具体流程如图 7.3 所示。

耗材直供模式为科室库设置补货点；扫码消耗后库存降至补货点时触发补货报警；补货计划发给供应商制作订单做耗材配送；院内附码后直接送往科室；科室护士长根据配送单接收耗材并上架确认；医护人员使用 PDA 扫描定数包条码完成消耗。这一模式可减少院内转运时间，具体流程如图 7.4 所示。

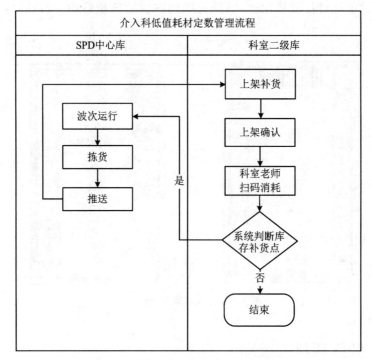

图7.2 介入科低值耗材定数管理流程

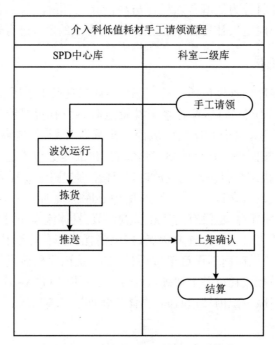

图7.3 介入科低值耗材手工请领流程

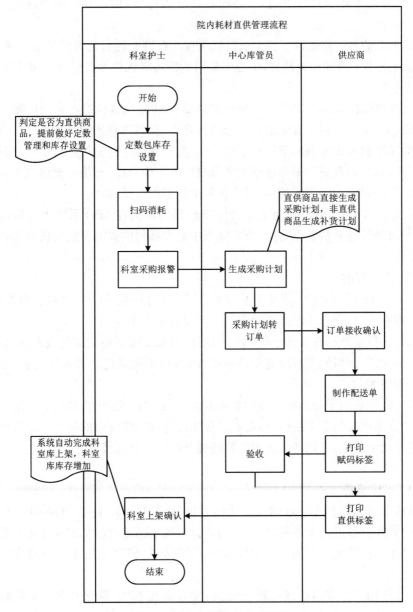

院内耗材直供管理流程

科室护士	中心库管员	供应商

开始

判定是否为直供商品，提前做好定数管理和库存设置

定数包库存设置

扫码消耗

直供商品直接生成采购计划，非直供商品生成补货计划

科室采购报警

生成采购计划

采购计划转订单

订单接收确认

制作配送单

验收

打印赋码标签

系统自动完成科室库上架，科室库库存增加

科室上架确认

打印直供标签

结束

图 7.4　院内耗材直供管理流程

（二）具体流程与操作标准

1. 补货

（1）具体流程

① 定数补货流程是 SPD 系统根据科室消耗历史数据设置最大库存量和补货

点。当库存量下降至补货点时,中心库根据波次拣货、加工并推送到科室库完成补货。

② 手工请领流程是科室护士长根据现有库存判断耗材是否满足临床使用,在SPD 系统上手工请领相关耗材,中心库根据请领需求拣货和进行加工,推送到科室库完成补货。

③ 直供耗材请领流程是护士长根据特殊耗材需求将科室库房对应属性更改为直供模式,并按照科室日常消耗量修改补货点;扫码消耗达到补货点以后直接触发计划;采购科审批并通知供应商送货;供应商接收订单并制作配送单以及打印定数包标签附码,将耗材和单据送至院内验收后不入中心库,直接送至科室库房由科室接收上架;科室扫码消耗使用,月底按照消耗量进行结算。

④ 遇到节假日,SPD 服务人员会于节假日前两天在 SPD 系统中设置假期天数,系统自动计算补货数据,并在节前完成中心库耗材的提前备货和科室库耗材的补货工作。

(2) 操作标准

科室手工请领物资时,若中心库没有库存,则补货报警会自动触发采购计划;若中心库有库存,则由中心库根据库科室需要直接出库。

只允许科室申请在该科室配套表内的耗材;如要申请不在配套表以内的耗材,应请示科主任,获得同意后发起申请审批流程,待审批通过后加入配套表,然后再进行申请使用。

手工请领适用于某品种科室用量不稳定,无法用定数补货方式推送使用的耗材,或者目前产品包装无法拆分,需要以备注信息通知供应商的耗材。定数补货适用于耗材用量稳定,且现场具备相应软硬件条件的部分医技科室。

2. 上架

(1) 具体流程

SPD 服务人员把加工好的耗材装箱后推送到科室库,登录 PDA 并选择科室库上架功能,扫描推送单条码,逐一扫描耗材定数包标签,找到 PDA 显示的指定库位,扫描库位标签完成上架。上架完成后,库管员在 SPD 系统中进行科室库上架确认。

手工请领耗材应当面核对耗材信息,库管员在 SPD 系统中进行上架确认即可,如图 7.5 所示。

(2) 操作标准

单个科室的整理箱按列码放,推送单放于此列最上层。

推送员核对箱内实物与推送单上品名、规格、数量、批号、效期等信息是否一致,定数包标签粘贴是否无误,定数包是否存在破损、脏污等情况。

核对无误后,将整理箱内定数包规整地放置于清洁的下送箱内;装箱时注意重不压轻,大不压小。

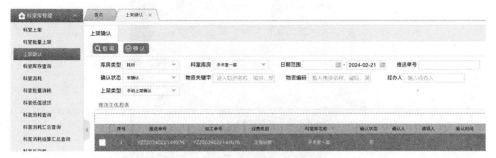

图 7.5　耗材上架确认系统界面

　　一个科室的定数包全部整理完毕后,在配送单上标注箱数,将配送单放置于推送箱外文件袋中,推送员签名;核对完毕的配送箱应用扎带封锁,到科室后方可允许打开。

　　上架员到科室后,拆开扎带,需与科室库管员核对箱内明细。

　　使用 PDA 科室库上架功能,扫描推送单条码、定数包条码、库位条码,完成科室库定数补货的耗材的上架工作。手工请领的耗材,需要核对(实物与推送单据)耗材品名、规格、数量、批号、效期。

　　将耗材码放至相应的货架,必须遵循左进右出、先进先出原则,整齐摆放耗材,可根据科室使用习惯调整。

　　科室库耗材如有更新,须及时更新库位标。

　　科室库实物上架完成后,确定无遗漏,需科室库管员亲自在系统中进行上架确认,上架员需跟进科室人员完成当天配送的耗材的系统上架确认。

3. 消耗

　　(1) 具体流程

　　科室医护人员使用 PDA 扫描定数包条码,完成出库消耗,才可带出库房使用,如图 7.6 所示。

　　(2) 操作标准

　　科室库管员解锁并登录 PDA 手持终端,查看网络是否正常连接;登录手持终端中的 SPD 院内物流管理系统对应账号,会自动显示消耗界面,此时可以按压扫描键进行红外线扫描。

　　将 PDA 对准耗材上的定数包标签进行扫码,扫码成功会语音提示消耗成功,若未听到语音提示或提示消耗失败请及时联系服务人员解决。

4. 盘点

　　(1) 具体流程

　　介入科低值耗材盘点的流程与一般临床科室相似,SPD 服务人员通过每日动态盘点和每周静态盘点,对科室系统库存和实物库存进行核查,如有异常情况则会及时与库管员沟通解决。

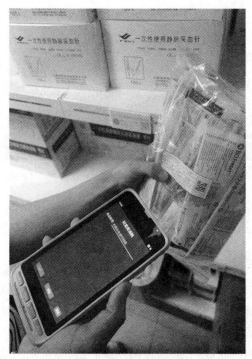

图 7.6 PDA 扫码消耗

（2）操作标准

介入科耗材盘点方式如表 7.1 所示。

表 7.1 介入科耗材盘点方式

方　式	周　期	内　　　容
动态盘点	次/天	① 盘点库位上的定数包数量与实物是否相符,记下漏消耗条码,协助库管员联系消耗科室进行处理; ② 核对上架耗材的数量及有效期是否与实际一致,及时做好差异记录; ③ 关注耗材消耗量,判断是否需要调整定数包参数
静态盘点	次/周	① 盘点前打印盘点表,按库位排序逐次盘点; ② 盘点时对耗材效期、质量、数量做好记录; ③ 盘点结束后由库管员签字复核; ④ 分析盘点结果,如发现偏差,立即寻找偏差原因,如拣货错误、出货错误、收货错误、科室库漏消耗、库房转换错误等,并及时补救

　　注:近效期盘点指 SPD 系统会对近效期的耗材发出提醒,SPD 服务人员在动态盘点和静态盘点中核查对应耗材,并张贴近效期标识:① 效期低于 6 个月的贴黄色标签;② 效期低于 3 个月的贴红色标签。

5. 退货

（1）具体流程

定数补货未扫码的需要退货的低值耗材，由科室库管员在线发起退货申请，在申请界面扫描退货耗材定数包标签，确认后完成退货申请，如图7.7所示。

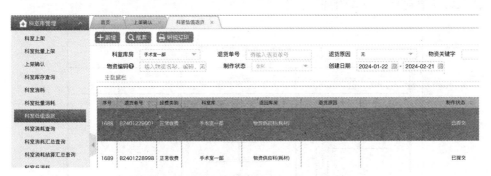

图7.7 定数补货的低值耗材退货申请界面

已经扫码的手工请领耗材因上架即消耗因此需要做反消耗，将该条码恢复到库存数据内才可进行定数补货耗材退货系统流程（此流程针对已消耗未结算的耗材）。

SPD服务人员打印退货申请单，科室库管员核对后签字确认，SPD服务人员将退货单和退货耗材带回中心库，并进行中心库上架，如图7.8所示。

（2）操作标准

① 退货前需核对科室库系统库存与实物库存是否一致；

② 科室负责人登录院内物流系统，进入科室退货管理界面申请退货；

③ 完成系统退货流程，做好纸质记录，科室负责人签字确认后，由下送员将退货的实物与退货单带回中心库上架。

三、高值耗材二级库

（一）整体流程

根据医院对高值耗材管理要求的不同，高值耗材的备货可分为"中心库备货""中心库不备货，科室库备货"和"跟台"三种管理模式。

（1）中心库备货

在中心库备货的高值耗材的管理流程与低值耗材二级库管理类似，由中心库向科室库进行补货，由科室扫码消耗。

（2）科室库备货

在科室库备货的高值耗材的管理流程可分为补货、入库及计费3个环节。科室库高值耗材库存降至补货点时,系统自动生成采购计划,医工科审核采购计划并通知供应商配送。耗材送至医院后,由中心库验收赋码推送至介入科库房,科室库库存增加。科室人员扫码使用耗材,自动消耗计费,完成耗材出库。智能柜备货流程也是相同,只是在柜体上设置库存设置使用达到补货报警点后产生补货计划。介入科高值耗材二级库管理流程如图7.9所示。

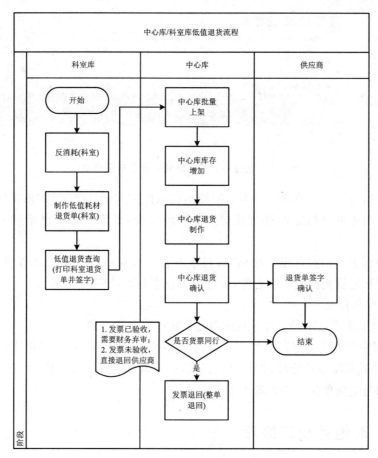

图7.8　科室低值耗材退货流程

（3）跟台

介入科手术室居多,在非备货跟台手术时,医生提前将手术所需高值耗材的申请维护到SPD系统,生成物资档案,供应商在接到通知后便可以在系统中制作耗材配送单;院内验收完成后,送货到科室扫码计费;手术结束7日内系统自动将自助配送却未扫码消耗的耗材退货;若手术选在节假日,则走候补流程,耗材使用信息由医工部门在院内小程序上登记耗材使用信息,以便打印条码,具体流程见图7.10。

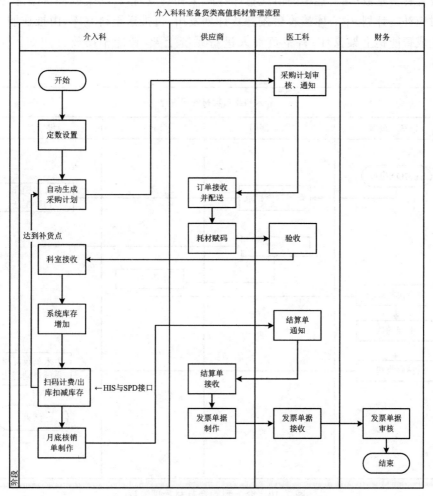

图 7.9 介入科科室备货类高值耗材管理流程

（二）具体流程与操作标准

1．补货

（1）具体流程

① 中心库备货模式：SPD 系统根据介入科历史消耗数据设置补货点，当库存消耗至补货点时，由中心库根据波次向介入科库房推送耗材，完成二级库补货。

② 科室库备货模式：介入科库房 SPD 系统设置补货点，当库存消耗至补货点时，系统自动生成采购计划，由医工科审核计划，通知供应商送货；耗材送至医院由中心库验收并打印验收单，SPD 服务人员将耗材推送至介入科库房。

手工请领流程参考低值耗材请领流程。

③ 智能柜补货模式：介入科根据高值耗材历史消耗数据，在智能柜管理系统

中设置补货基数;当智能柜高值耗材库存降至补货点时,自动生成补货报警,并生成对应补货计划,中心库接收后按补货计划发出,再推送至科室库,由推送服务人员完成智能柜上架操作;科室负责人进行系统上架,智能柜摆放方式如图 7.11 所示。

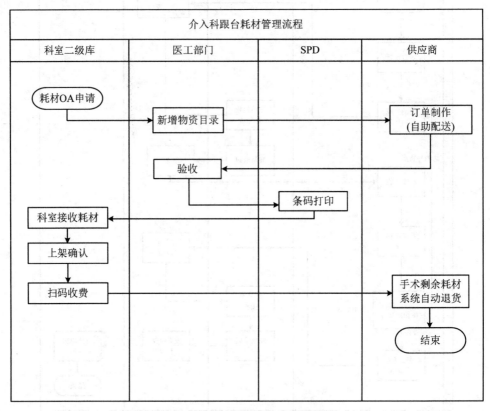

图 7.10 介入科跟台耗材管理流程

(2) 操作标准

① 科室在手工请领物资时,若中心库没有库存,会自动触发采购计划;若中心库有库存,则由中心库根据科室需要直接出库。

② 科室在申请物资时,只允许申请该科室配套目录表内的耗材;如需使用在配套表以外的耗材需要请示科主任,科主任同意后方可发起申请审批流程,待审批通过后将流耗材加入配套目录,再进行申请使用。

③ 通过条码管理耗材时,手工请领和库存降至补货点都会直接生成采购计划,对外直接发给供应商,在院方验收通过后,由配送人员第一时间配送至所需科室。

④ 手工请领适用于科室用量不稳定的某品种耗材,由科室护士长在系统中申领,供应商在规定的送货时间内送货到院,院方附码后由 SPD 服务人员推送至

科室。

⑤ 智能柜补货模式适用于智能柜柜体内备货耗材,由于存放容器是智能硬件所以需要专门人员定期巡检,每日补货时也需要识别清楚条码后再离开,以方便后期耗材的从拿取到收费的全流程跟踪。

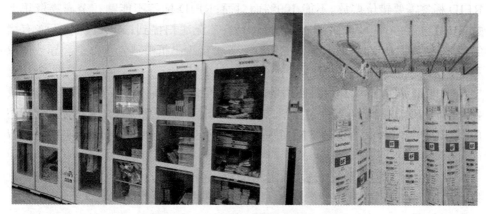

图 7.11　介入科智能柜耗材摆放示例

2. 入库

(1) 具体流程

库管员核对耗材明细后在验收单上签字确认,并在系统进行上架确认,完成耗材入库,如图 7.12 所示。

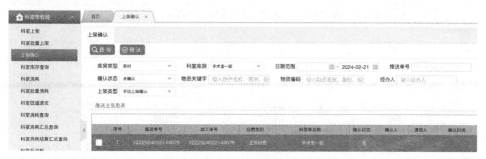

图 7.12　介入科高值耗材入库

(2) 操作标准

① 上架员将耗材推送到科室后,拆开货箱扎带,与科室库管员一起核对箱内明细。

② 定数补货的耗材使用 PDA 中的科室库上架功能,扫描推送单条码完成科室库上架工作;手工请领的耗材,需要核对(实物与推送单据)耗材品名、规格、数量、批号以及效期。

③ 将耗材码放至相应的货架,必须遵循左进右出、先进先出原则,整齐摆放,可根据科室使用习惯调整。

④ 放置智能柜耗材前必须进行智能柜开关门检验，以确保每条条码都能够识别到；智能柜因带有效期预警、补货预警、防丢报警、监控、自动盘点等功能，所以对耗材摆放要求要严格。

⑤ 在智能柜中摆放物资时需要注意：相邻 RFID 标签之间需要保持距离；各 RFID 标签需要错位摆放，不能 100% 面对面；RFID 标签不能贴在金属物资正上方；RFID 标签不能距离玻璃柜门太近，太近了无法扫描到；RFID 标签不能有褶皱；物资摆放需要保持间距，如果 RFID 标签被挤压出折痕或者重叠也会导致读取不准。

⑥ 导管、导丝作为介入科使用量最大的高值耗材，其外形一般呈长条状，存放要求高。SPD 智能化管理针对导管、导丝研发了悬挂式智能柜，以悬挂方式专门摆放、管理导管、导丝。智能硬件的使用可以提高临床护士的工作效率，实现耗材智能化管理。

⑦ 科室库实物上架完成后，确定无遗漏，由科室库管员亲自在系统中进行上架确认，上架员需跟进科室负责人完成当天配送耗材的系统上架确认。

3. 计费

（1）具体流程

手术结束后，巡回护士核对所用耗材，登录 HIS 系统输入病人信息，通过接口进入 SPD 系统界面，扫描耗材条码完成计费，系统操作如图 7.13 所示。

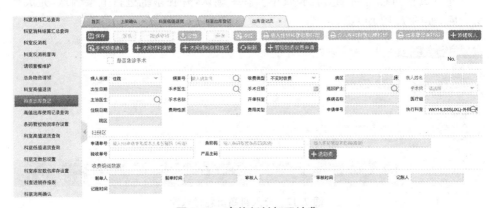

图 7.13　高值耗材扫码计费

（2）操作标准

对于由条码管控的高值耗材，在核对病人信息后，扫描高值耗材条码，做高值耗材使用出库登记，绑定病人信息。当无法对条码管控耗材进行扫码计费时，应核对该条码是否确认接收，是否输入有误，若仍无法解决，则应第一时间反馈给项目服务人员，使其能够协助科室解决计费问题。

SPD 对于高值耗材可实现全程线上管理，完成闭环流程；全程条码管理为一物一码，做到可追溯、可追踪；根据实际消耗数据可自动产生采购计划，及时、高效；全科耗材实现扫码消耗时应与病人、科室以及医生信息绑定，如图7.14所示。

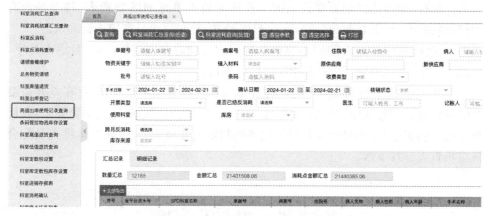

图7.14 高值出库使用记录查询界面

4. 退货

（1）具体流程

当科室报损以及耗材库存太多需要退货时需在系统上发起退货申请，将退货条码输入系统；SPD人员将耗材带回中心库并打印单据并签字，退给供应商，单据留档。

未扫码消耗的跟台手术耗材在手术7日后由系统自动退库，无需制作退货单。

（2）操作标准

① 退货前需核对科室库系统库存与实物库存是否一致；

② 科室负责人登录院内物流系统，进入科室退货管理界面；

③ 通过条码管理耗材，进入科室高值耗材退货单据制作界面，逐个扫描商品条码，然后提交；

④ 通过条码管理的耗材在完成二级库系统退货流程后做好纸质记录，并将耗材实物与签好字的退货记录单直接交给院方验收。

5. 盘点

（1）具体流程

SPD服务人员进行耗材盘点，需提前与库管员确认盘点时间，准备高值库存条码明细表，将表单耗材与库房实物条码核对，核对无误的在条码一栏打√，盘点完后由护士长签字确认。

SPD服务人员梳理盘点表，将异常数据单独整理成表，反馈给库管员，并核对是否存在漏扣费现象，如果有漏扣费，联系HIS补扣，补扣后通知科室护士长确认。

（2）操作标准

① 使用手持终端及一台电脑，将科室库内所有高值耗材条码扫描完成形成电子表，对比系统内条码明细，有差异的即为盈亏。

② 将盘点明细打印出来,盈亏处用不同颜色做标记,盘盈耗材的条码撕毁,科室自己保存;盘亏耗材则需要科室护士长核对植入单与 HIS 收费表,判断是否有未扫码收费的,如果有漏扣费的,联系 HIS 补扣,补扣后由科室护士长确认。

③ 盘点表打印形成纸质档,将已处理和未处理的分别进行标记,盘点人签字,监盘人签字,一式两份,科室与 SPD 部门分别留档。

④ 打印智能柜自动盘点出的库存凭单与实物库存比对核实,若存在差异需要及时做好登记和查找原因解决;SPD 服务人员每日打开智能柜防丢报警界面,若耗材取出时间超过 24 小时仍未有扫码纪录则判定为耗材遗失,应联系运维人员配合科室负责人寻找下落。

第三节　规范及制度

一、管理规范

第一条　科室二级库房管理员每日巡检库房,如发现耗材库存量不满足使用,应及时在 SPD 系统内进行耗材申领,以便供应部门接收送货信息尽快配送耗材(需要申领科室未曾使用过的物资时:高值耗材走院内 OA 申请流程;非管控低值耗材写好用量申请表提交给 SPD 系统即可)。

第二条　定数补货管理:部分医技科室耗材用量较大,科室可按照 2～3 天的使用量设置科室补货基数;系统自动感知低于补货点的耗材品规,自动产生补货计划;SPD 人员定期对科室耗材使用量做备货评估,与护士长沟通调整备货量,充分利用库房容积。

第三条　当医技库房接到中心库推送的耗材时,科室库管员对高、低值耗材进行清点,核对(实物与推送单据)耗材品名、规格、数量、批号和效期;核对无误后再进行接收,并由科室库管员在系统上完成上架确认。

第四条　定数补货的低值耗材需要科室库管员到门诊库房取用,扫码定数包的外包装条码进行消耗;由条码管控的高值耗材,在做出库登记时,扫码绑定病人信息;手工请领的低值耗材,科室库管员可以根据需求从库房直接取用,无须扫码。

第五条　科室医护人员应协助 SPD 中心库人员做好二级库在库品种的日常管理,要定期对在库物品做养护核查,对检查发现的不合格物品实地封存,查明原因,按有关规定上报处理。

第六条　SPD 中心库人员定期对二级库存放的耗材的效期进行检查,按照定数设置、先进先出的原则,对失效的物品及时做好退货工作并做好记录。

第七条　科室二级库医护人员应协助 SPD 中心库人员定期做好二级库的库存盘点,发现系统库存和实物库存不符时应及时查明原因,协调解决。

第八条　科室二级库耗材退货应在系统上标明退货原因,耗材交由 SPD 服务人员当面清点后打包退回库房;当月消耗未结算耗材需办理退货的可以跟 SPD 服务人员沟通在系统上完成退货处理;隔月已消耗、已结算却未使用的耗材,需由科室出面向医院管理部门协调处理。

二、管理制度

医技部门耗材管理制度与门诊部门的基本一致,具体可参考第六章第三节内容。

第八章　SPD 管理效果

第一节　供应链管理效果

SPD 模式是公立医疗机构实现精细化、信息化、智能化管理的有效工具,通过这一模式可实现采购验收、加工拣货、科室配送各环节的高效管理。

一、采购环节

(一)安全保供

SPD 模式通过系统分析耗材的历史消耗、临床实际定数消耗、库存上下限、供应商响应时间等数据,自动生成采购单,减少了因人员经验不足或疏忽导致的临时采购或耗材供应不足等意外情况的发生;会要求耗材生产商和供应商将相关资质证件和各级授权以及医疗器械注册证扫描上传至 SPD 资质证照云平台,并在证件到期前一个月及时提醒医院的采购人员加以关注并要求供应商更新资质,以保证耗材使用安全性,提高资质档案管理效率。

(二)供应商科学管理

SPD 模式可以建立供应商综合评价体系,根据供应商所配送耗材的质量、不良事件发生率、供货效率等指标,对供应商资质进行严格审核,通过综合评分较高、服务优质者辅助医院进行筛选决策,客观上提高了供应商的管理水平,增强了医院议价空间和议价能力,实现对供应商的科学管理。

二、加工环节

(一)扫码入库

SPD 模式下对耗材实行条码管理,耗材验收合格后,扫描"订单条码"进行耗材明细入库,降低了手工入库的繁琐与失误。

（二）库位管理

SPD 模式下的库房应设置对应库位并赋予库位标签,按照实际需求规划、分配、使用和调整库位可提升库房空间利用率;扫码可直接提示耗材的信息与对应库位,准确定位耗材存放位置及库存数量,减少大量无效和重复的工作,提高了库房管理人员的工作效率。

（三）定数管理

SPD 模式可根据各科室低值耗材的实际消耗需求设置最大库存量和补货点,按需补货、定数补货,极大地减少了库存积压与浪费,实现耗材的科学管理。

三、配送环节

（一）库存监控

对院内医用耗材的流转过程进行监测,实时监控中心库库存,库存降至补货点自动生成采购计划;实时监控二级库库存,库存降至补货点自动生成补货计划,保证各库房耗材库存安全。

（二）系统对接

低值耗材采用定数包条码管理,高值耗材采用一物一码管理,耗材条码与 HIS 系统收费码一一对应,从消耗到计费全程跟踪管理,解决了医护人员使用耗材后收费难或错收、漏收的问题。

第二节　科室管理效果

在院内管理上,SPD 模式优化了耗材在各科室的管理流程,对医院临床科室、手术室、门诊、检验科及医技科等主要科室的精细化管理效果明显。

一、临床科室管理效果

（一）零库存管理

临床科室成本核算为以使用科室收入确认时点为准的管理模式,减少了库存耗材的资金占用量,实现了使用科室收支匹配,提高了医院的资金使用效率,真正解决了医用耗材采购的成本控制问题。

（二）实时监测

通过库位管理和智能柜管理可实时监测各科室使用低值耗材的领用人和使用量,减少耗材的"跑冒滴漏"现象,规范了临床各科室医用耗材的管理流程。

二、手术室管理效果

（一）高值耗材管理

高值耗材实行一物一码管控,不仅能规避错收费情况,提升耗材使用的准确性和合理性,还能实现高值耗材的追溯管理,提高监督的规范性,对于医疗服务收费具有良好的监督和管理效果,如表8.1所示。

表8.1　某三甲医院SPD模式实施前后高值耗材管理异常情况对比

	总例数	耗材丢失	耗材漏收费
模式前	200	8(4)	16(8)
模式后	200	0(0)	2(1)
x^2		8.163	11.402
P		0.004	0.001

（二）骨科耗材管理

SPD模式下对骨科耗材包的管理规范了定制类骨科耗材在院内、外的流通路径。某三甲医院应用SPD模式后,单台手术骨科耗材的准备时间平均节约了1.5小时/天,骨科耗材盘点时间由之前的24小时减少至30分钟。SPD模式下的骨科耗材从入院到最终消耗都有迹可循,登记错误率和收费错误率下降为0。通过线上追溯,避免了繁琐的人工查询环节,节约了耗材追溯时间,提升了工作效率,保证了骨科耗材的使用安全,同时极大地提高了医患满意度。

（三）手术成本管控

SPD模式对于控制单病种的医疗费用具有现实意义,能够督促医护人员合理使用医疗耗材,减少主观因素导致的耗材浪费,实现手术室耗材成本管控目标,降低患者的诊疗费用,如表8.2所示。

表 8.2　某三甲医院 SPD 模式实施前后单台手术耗材消耗均值对比

时间	手术总例数	单台手术耗材 消耗均值（元）	t	P
模式前	13 711	8 167.83±492.45	18.338	<0.001
模式后	16 533	6 520.90±464.31		

三、门诊管理效果

门诊涉及的耗材种类杂、数量多，SPD 模式将各门诊耗材从上架入库、消耗计费到盘点维护等实行统一管理，优化了管理流程，解放了医护人员。

四、检验科管理效果

（一）标准库房建设

为检验试剂标准库房的建设提供了常规试剂需要的适宜环境和特殊试剂需要的冷链环境，实现了对全院试剂流转和存储温、湿度的实时监控，保障了试剂的质量安全。

（二）效期管理

借助 SPD 院内物流管理系统对试剂进行近效期盘点，提升了盘点效率，规范了试剂管理流程，能有效避免因效期问题造成的试剂库存积压、变质过期、浪费等现象，可实现账实相符，有助于制定出合理的损耗比率。

此外，SPD 对试剂实行双效期管理，对未开封试剂的效期管理实现了试剂效期自动记录和近效期提醒，减少因效期问题造成的浪费，对开封后试剂的效期管理则保证了其在院内流通环节的使用安全。

（三）成本管控

SPD 系统根据检验科历史消耗设置补货点和最大库存量，将试剂库存控制在合理范围内，减少了库存积压以及由此产生的额外成本，消耗后结算模式直接降低了检验试剂的成本支出，间接降低了临床诊疗费用，实现了检验试剂成本管控目标，如图 8.1 所示。

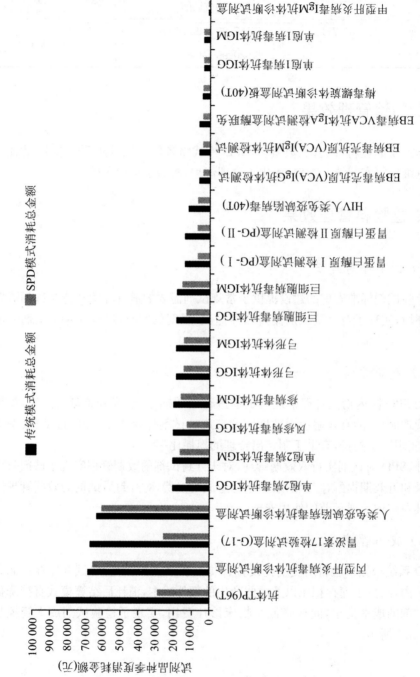

图 8.1　SPD模式应用前后某三甲医院部分试剂每季度消耗金额对比

（四）全流程监管

SPD 模式下的检验试剂经双重验收合格后入库,周转过程清晰透明,保证了试剂的效期和质量。扫码消耗客观上规范了检验师的用耗行为,可有效监督临床真实用耗情况,实现了检验试剂从采购、入库到消耗的全流程监管。

五、医技科室管理效果

对医技科室高值耗材实行智能柜管理,可自动登记耗材的出入库信息并自动盘点,减少医护人员工作量,减少错、乱收费情况,提升收费正确率,提高管理效率和医护满意度,高值耗材智能柜管理流程如图 8.2 所示。

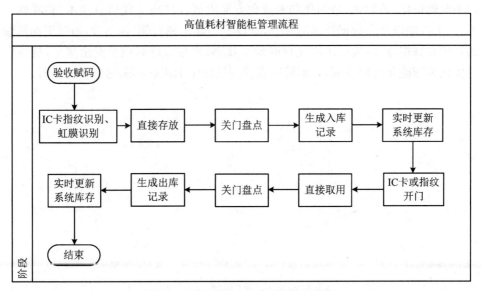

图 8.2　高值耗材智能柜管理流程

SPD 模式通过软件系统、硬件设施和专业运营服务的一体化形式,帮助医院对耗材进行数字化管理,确保医用耗材的全流程精细化管理,提高医用耗材管理质量和使用效率、降低医疗成本、保障医疗质量。

对于医院来说,SPD 模式通过全面条码管控及院内物流管理系统的应用,实现耗材全流程透明化管理与追溯,提高了医疗机构的信息化和精细化管理水平,在贯彻国家医改要求的同时,提高了耗材管理效率,有助于提升医院后勤服务质量;SPD 模式将库存管理、采购管理、分配管理、消耗管理等环节进行优化和整合,实现了物资的快速调配、供应、使用和核算,能够提高医院的工作效率;SPD 模式可实现医用耗材全流程质量追溯管理,耗材流转有迹可循,耗材收费有据可查,过程清晰透明,能够确保物资的品质、数量、时效和安全性,从而保障医疗质量和安全,提高医疗服务水平和患者满意度。

对于供应商来说，SPD 模式通过集约化、精准化物流配送，优化了与医院的对接流程，降低了供应链物流仓储成本；通过 SPD 模式可加强与医疗机构的沟通与合作，从而提高市场竞争力；SPD 的消耗后结算模式通过对耗材数量、质量及近效期的定期盘点，可减少因耗材过期、丢失、损坏等引起的物资损耗，加快了供应商库存周转率，将备货周期由 2～3 个月降低到 30 天以内，节约资金成本一半以上；SPD 模式对供应商的物资管理提出了更高的要求，能够促进供应商提高供应效率，降低供应成本，从而更好地与医疗机构合作，提高业务合作质量。

SPD 是一种先进的供应链管理理念，进入国内已有十余年时间，经过多家医院与企业的共同努力，在助力医院精细化管理、智慧化建设、高质量发展等方面的作用正逐渐被大多数医院所认可。当前，SPD 项目逐步实现全品类覆盖，SPD 市场逐渐向规模化、数智化、精细化和专业化方向发展。在新一代信息技术、物联网技术、人工智能以及大数据技术加持下，SPD 变得越来越智能、越高效，通过更加精细的管理和数据分析，提高医用耗材的采购效率、库存管理和质量安全水平，持续向一体化和智能化方向发展，在医院物资管理过程中承担起越来越重要的作用。

参 考 文 献

［1］ 邓新桃,李妍辰,孙林霞.SPD 模式在医用耗材精细化管理中的应用[J].江苏卫生事业管理,2020,31(6):796-799.

［2］ 岳丽蓉,孙立祺,杨康,等.改革开放背景下我国医疗卫生体制改革的现状及策略研究[J].中国卫生产业,2019,16(19):185-188.DOI:10.16659/j.cnki.1672-5654.2019.19.185.

［3］ 零桂青.科技进步与创新对现代物流管理的影响[J].中国物流与采购,2022(11):95-96.DOI:10.16079/j.cnki.issn1671-6663.2022.11.039.

［4］ 刘同柱,沈爱宗,胡小建,等.基于SPD 模式的医用耗材物流管理流程优化策略[J].中国卫生事业管理,2017,34(2):114-116,119.

［5］ OLIVIER A,HAMID P. Improving activities and decreasing costs of logistics in hospitals:A comparison of U.S. and French hospitals[J]. International Journal of Accounting,2001,36.

［6］ VIKRAM B,PRAKASH S,AMRIK S. Collaborative management of inventory in Australian hospital supply chains:Practices and issues[J]. Supply Chain Management:An International Journal,2012,17(2):217-230.

［7］ IOANNIS K,ATHANASSIOS M. Logistics in the health care system:The case of Greek hospitals[J]. International Journal of Business Administration,2012,3(5):2190-2208.

［8］ 温艳. 基于供应链的医院物资集成化管理模式与方法研究[D].天津:天津大学,2012.

［9］ 孙涛. 供应链协同服务平台应用于医院药品一体化管理模式的探讨[D].郑州:郑州大学,2016.

［10］ 屠庆,周嫣,钱正,等.医用耗材"SPD 一体化供应和配送"模式在临床护理单元的应用与效果评价[J].中国护理管理,2016,16(3):415-418.

［11］ 陈玉俊,王涛,童贵显.基于服务型SPD 模式实现医保集采耗材全流程精细化监管[J].中国数字医学,2022,17(8):14-18.

［12］ 杨柴,胡笑旋,谷玮,等.SPD 智慧物流的建设探究[J].中国医疗器械杂志,2019,43(6):462-465.

［13］ 秦利荣,刘军,孙志坚,等.医用耗材供应链(SPD)管理专家共识[J].中国医药导刊,2023,25(4):343-354.

［14］ 白路花. SPD 模式在医用耗材管理中的应用成效研究[D].广州:南方医科大学,2022.DOI:10.27003/d.cnki.gojyu.2022.000674.

［15］ 缪家清,王禹尧,余冬兰,等.医用耗材 SPD 风险评价模型研究[J].现代医院,2023,23(2):247-249,253.

[16] 夏培勇.基于医院新型供应链SPD管理模式的绩效考核指标研究[J].中国医院管理,2018,38(10):43-44,47.

[17] 杨静,张瑜,倪伟中.基于三级库房信息管理系统的医用低值耗材闭环管理及效果分析[J].中国医疗设备,2019,34(10):140-144.

[18] 贾利.医用耗材管理的改进[J].中国医疗设备,2017,32(9):154-156.

[19] 沈磊.医疗器械唯一标识(UDI)在医疗机构医用耗材精细化管理中的应用[J].中国医药导刊,2019,21(9):521-528.

[20] 左彦波.UDI在医用耗材精细化管理中的应用[J].条码与信息系统,2021(4):28-31.

[21] 张锋,王小明,王昆,等.基于UDI的医疗机构耗材管理SPD解决方案实践[J].中国医疗设备,2021,36(2):18-21.

[22] 章晨曦.基于医疗器械唯一标识(UDI)实现医用耗材精细化管理的探讨[J].中国医药导刊,2022,24(9):909-913.

[23] 刘同柱,沈爱宗,胡小建,等.基于SPD模式的医用耗材物流管理流程优化策略[J].中国卫生事业管理,2017,34(2):114-116,119.

[24] 沈磊.医疗器械唯一标识(UDI)在医疗机构医用耗材精细化管理中的应用[J].中国医药导刊,2019,21(9):521-528.

[25] 田林怀,吕裕霞,杨坤,等.基于物资字典的医用耗材精细化管理研究[J].中国医学装备,2022,19(8):138-143.

[26] 吴庆斌,苏铭俏,潘志强.医院传统物流与SPD模式的对比分析[J].中国数字医学,2019,14(5):67-70.

[27] 祝佳,蒋玲艳,张晓斌,等.基于SPD模式下的手术室耗材精细化管理创新模式[J].中国医疗设备,2022,37(1):139-142.

[28] 杨静,张瑜,倪伟中.基于三级库房信息管理系统的医用低值耗材闭环管理及效果分析[J].中国医疗设备,2019,34(10):140-144.

[29] 陶立波,王芳旭,陈斌斌.我国医保医用耗材管理机制变革及对医疗机构的影响分析[J].中国卫生质量管理,2021,28(5):16-18.DOI:10.13912/j.cnki.chqm.2021.28.5.05.

[30] 陈平平.基于第三方供应链物流延伸服务模式的医用耗材管理体系构建[J].中医药管理杂志,2021,29(17):243-244.DOI:10.16690/j.cnki.1007-9203.2021.17.117.

[31] 张毅.新医改环境下精细化管理在公立医院中的路径思考[J].湖南中医杂志,2022,38(6):207-211.DOI:10.16808/j.cnki.issn1003-7705.2022.06.048.

[32] 余进,李力,辛学瑾,等.公立医院医用耗材SPD信息化建设路径研究[J].江苏卫生事业管理,2020,31(10):1346-1350.

[33] 冯月,高翔,田乔,等.基于现有政策的我国医用耗材管理发展方向研究[J].现代仪器与医疗,2022,28(3):4-8.

[34] 缪家清,王禹尧,余冬兰,等.医用耗材SPD风险评价模型研究[J].现代医院,2023,23(2):247-249,253.

[35] 蒋帅,王成增,付航,等.高质量发展背景下智慧医院建设的关键问题及对策[J].中国医院管理,2022,42(11):6-8.

[36] 沈伟强,倪伟中,张瑜.医用耗材SPD信息化建设研究[J].江苏科技信息,2018,35(36):67-69.

[37] 医院供应商平台设计与实践[C]//.中国医学装备大会暨第27届学术与技术交流年会论文汇编.2018:93-95.

[38] 陈润生.对常用耗材供应商资质管理的思考[J].中国医学装备,2012,9(1):54-56.

[39] 陆彬,程建宁,韩招辉.供应商信息核查在招标采购中的应用探讨[J].中国招标,2022(8):64-67.

[40] 陈玉俊,王涛,童贵显.基于服务型SPD模式实现医保集采耗材全流程精细化监管[J].中国数字医学,2022,17(8):14-18.

[41] 田林怀,吕裕霞,杨坤,等.基于物资字典的医用耗材精细化管理研究[J].中国医学装备,2022,19(8):138-143.

[42] 蒋红兵,万隆,郭秀兰,等.医疗器械采购证照管理[J].医疗设备信息,2007(6):76-77.

[43] 郑志涛,张永刚.公立医院高质量发展内涵与路径探索[J].中国医院管理,2023,43(3):86-89.

[44] 宓林晖,张琛,袁骏毅,等.面向全生命周期的医院供应商管理平台设计[J].中国医学装备,2020,17(7):149-152.

[45] 王玉申,杨光,杨凯,等.云计算与大数据技术在智慧医疗的应用策略[J].中国科技信息,2023(2):135-137.

[46] 蔡滨,周罗晶,王静成,等.新医改形势下公立医院高质量发展策略思考[J].江苏卫生事业管理,2021,32(8):989-992,1008.

[47] 夏培勇.基于医院新型供应链SPD管理模式的风险与监管[J].中国医院,2018,22(1):53-55.DOI:10.19660/j.issn.1671-0592.2018.1.18.

[48] 王秋樵,张天一,魏红,等.SPD供应链管理模式在医用耗材管理中的应用效果分析[J].中国医学装备,2022,19(4):149-153.

[49] 祝佳,蒋玲艳,张晓斌,等.基于SPD模式下的手术室耗材精细化管理创新模式[J].中国医疗设备,2022,37(1):139-142.

[50] 张艳,贾志国.基于供应链管理模式的骨科植入性耗材创新管理模式[J].中国医院管理,2023,43(2):78-80.

[51] 谷玮,慈云飞,刘同柱,等.SPD模式下的检验试剂全流程规范化管理[J].现代医院,2021,21(2):260-263.

[52] 缪家清,王禹尧,余冬兰,等.医用耗材SPD风险评价模型研究[J].现代医院,2023,23(2):247-249,253.

[53] 赵青峰.SPD模式下的医用耗材成本风险管控[J].当代会计,2019(18):95-96.

[54] 唐智慧,施慧,陆辰铭,等.基于SPD模式的医用耗材物流管理流程风险控制[J].中国市场,2020(1):172-173.DOI:10.13939/j.cnki.zgsc.2020.1.172.

[55] 尤文军,伍志隆,王东明,等.医院医用耗材供应商评价体系的建立[J].医疗装备,2022,35(9):9-12.

[56] 陈玉俊,王涛,童贵显.基于服务型SPD模式实现医保集采耗材全流程精细化监管[J].中国数字医学,2022,17(8):14-18.

[57] 吴涛,任臻,王琼,等.从风险管控视角谈医院SPD项目在资产全生命周期中的管理[J].中国卫生经济,2018,37(10):77-79.

参考文献

[58] 赵英慧,陈玲艳.医院SPD物资供应链模式的风险与管理:以耗材为例[J].经济师,2019
(2):234-235.

[59] 许翔,王伟明.SPD供应链管理研究在大型公立医院的应用研究[J].中国卫生产业,
2018(7):27-29.

[60] 夏培勇.基于医院新型供应链SPD管理模式的风险与监管[J].中国医院,2018(1):
53-55.

[61] 魏鸿.SPD助力手术室耗材精细化管理[J].齐鲁护理杂志,2019(2):14-16.

[62] 彭雪莲.新型医疗物资供应链SPD模式在医用耗材管理中的应用探讨[J].现代经济信
息,2018(10):353,356.

[63] 杨柴,胡笑旋,谷玮,等.SPD智慧物流的建设探究[J].中国医疗器械杂志,2019(6):
462-465.

[64] 刘震.RFID技术在物联网技术应用[C]//天津市电视技术研究会.天津市电视技术研究
会2016年年会论文集.天津市电视技术研究会,2016:5.

[65] 沈伟强,倪伟中,张瑜.医用耗材SPD信息化建设研究[J].江苏科技信息,2018,36:
67-69.

[66] 缪姝妹,徐挺玉,张小亮,等.医院运营管理与决策支持系统的建设与应用[J].中国数字
医学,2019(10):38-40,49.

[67] 倪伟中,张瑜,杨静.基于SPD模式下低值医用耗材信息管理系统的设计与开发[J].中
国医疗设备,2019(9):113-117.

[68] 王云鹏,刘伟军,武卓,等.医用耗材供应商评价机制的探究[J].中国医疗设备,2016,31
(3):142-143.

[69] 孙俊忠,陈家西.手术室无人值守智能化耗材管理[J].中国医学装备,2019(9):136-138.

[70] 杨碧新.基于供应-加工-配送模式下的高值耗材追溯分析与思考[J].医疗装备,2020
(15):62-63.

[71] 郭洪明.三级库耗材管理模式在手术室专科耗材管理中的应用[J].护理与康复,2019
(12):81-83.

[72] 杨静,张瑜,倪伟中.基于三级库房信息管理系统的医用低值耗材闭环管理及效果分析
[J].中国医疗设备,2019(10):140-144.

[73] 薛莉,张勇,吴学谦,等.我院基于SPD模式优化医用耗材管理的实践与成效[J].中国医
疗设备,2020(6):154-157.

[74] 杨艳.7S管理在手术室耗材管理中的应用探讨[J].当代医学,2020(3):114-115.

[75] 王红艳.手术室耗材的标准化配置与成本管控[J].中医药管理杂志,2019(22):226-228.

[76] 郭洪明.三级库耗材管理模式在手术室专科耗材管理中的应用[J].护理与康复,2019
(12):81-83.

[77] 常欢欢,周海龙,于丽华.建立我国医用耗材分类编码体系的设想与思考[J].中国卫生
经济,2018(6):59-61.

[78] 郑洋洋,丁锦希,李佳明,等.高值医用耗材集中带量采购评审分组规则比较[J].医学与
社会,2021,34(5):64-68.

[79] 孙广亚,张征宇,孙亚平.中国医疗卫生体制改革的政策效应:基于综合医改试点的考察

[J]. 财经研究,2021,47(9):19-33.

[80] 黄亚青,杨静,陈莉莉. "SPD 一体化供应和配送"模式在病区医用耗材管理中的应用[J]. 江苏卫生事业管理,2021,32(3):348-350.

[81] 孙俊,欧阳燚. 浅谈物联网与云计算在高值耗材管理中的应用[J]. 中国卫生产业,2018, 15(24):170-172.

[82] 刘同柱,沈爱宗,胡小建,等. 基于 SPD 模式的医用耗材物流管理流程优化策略[J]. 中国卫生事业管理,2017(2):114-116,119.

[83] 赵昕昱,操礼庆,操乐勤,等. 安徽省立医院智慧财务建设实践[J]. 财务与会计,2020 (5):58-61.

[84] 杜显峰,王涤非,高社. 医院医用物资闭环链式管控模式探索[J]. 解放军医院管理杂志, 2010,17(5):431-432.

[85] 李亚静,王彦泽,张静,等. 医用耗材带量采购落地实施存在问题及对策研究[J]. 经济论坛,2022(4):147-152.

[86] 张倩莹. 新医改形势下高值耗材精细化管理现状和问题分析[D].广州:华南理工大学,2019.

[87] 吴丽萍,丁锦希,李伟. 高值医用耗材集中带量采购政策实施效果评估研究:以江苏省为例[J]. 价格理论与实践,2021(4):54-57,124.

[88] 戴小喆,王轶,郑大喜,等. DRG 付费体系下医院成本核算探索[J]. 中国卫生经济,2020 (12):96-101.

[89] 李亚静,王彦泽,张静,等. 医用耗材带量采购落地实施存在问题及对策研究[J]. 经济论坛,2022(4):147-152.

[90] 李萍.医改背景下公立医院成本管控的现状及建议[J].现代商贸工业,2022,43(16):120-122.DOI:10.19311/j.cnki.1672-3198.2022.16.49.

[91] 刘同柱,沈爱宗,胡小建,等.基于 SPD 模式的医用耗材物流管理流程优化策略[J].中国卫生事业管理,2017,34(2):114-116,119.

[92] 刘玥,赵凯,魏明丽.DRG 支付下公立医院精细化成本管控的实证研究[J].卫生经济研究,2022,39(3):83-87.DOI:10.14055/j.cnki.33-1056/f.2022.3.021.

[93] 张毅.新医改环境下精细化管理在公立医院中的路径思考[J].湖南中医杂志,2022,38 (6):207-211.DOI:10.16808/j.cnki.issn1003-7705.2022.6.048.

[94] 李穆,周慧琼,严静东.SPD 模式下医用耗材全流程管理[J].中国信息化,2021(8):34-36.

[95] 李萍.医改背景下公立医院成本管控的现状及建议[J].现代商贸工业,2022,43(16):120-122.DOI:10.19311/j.cnki.1672-3198.2022.16.49.

[96] 陶立波,王芳旭,陈斌斌.我国医保医用耗材管理机制变革及对医疗机构的影响分析[J].中国卫生质量管理,2021,28(5):16-18.DOI:10.13912/j.cnki.chqm.2021.28.5.5.

[97] 谭清立,周芷婷.医用耗材带量采购的医保支付政策研究[J].卫生经济研究,2021,38 (11):6-9.DOI:10.14055/j.cnki.33-1056/f.2021.11.2.

[98] 薛昕昀,刘晓华,许锋,等.骨科植入耗材实时动态监管模式的建立与应用[J].中国医疗设备,2012,27(8):90-92+153.

[99] 程维国,邹晶.骨科内植物和器械精细化管理[J].医疗装备,2018,31(15):60-61.

[100] 张璐璐,谭艳芬.骨科高值耗材管理制度优化及效果分析[J].医院管理论坛,2021,38(2):40-42,25.

[101] 孔令强.医院高值耗材管理存在的问题及对策[J].医疗装备,2019(21):56-58.

[102] 应良.骨科高值耗材精细化管理模式的探讨与分析[J].中医药管理杂志,2019,27(14):235-236.DOI:10.16690/j.cnki.1007-9203.2019.14.114.

[103] 刘同柱.医用耗材SPD管理模式研究[M].合肥:中国科学技术大学出版社,2020.

[104] 王爱荣,张娴静,鲁冰,等.上海市级医院医用耗材绩效评价及管理实践[J].中国医院管理,2021,41(10):32-34.

[105] 屠庆,周嫣,钱正,等.医用耗材"SPD一体化供应和配送"模式在临床护理单元的应用与效果评价[J].中国护理管理,2016,16(3):415-418.

[106] 白洁,李菊红,端慧敏.手术室骨科手术器械及植入性耗材管理模式的探讨[J].医疗卫生装备,2019,40(9):86-88,103.DOI:10.19745/j.1003-8868.2019230.

[107] 陈朝繁,彭天舟,王上东,等.骨科高值耗材精细化管理模式探讨[J].中国医疗设备,2017,32(2):131-133.

[108] 张红丽,朱亚红.基于SPD模式的骨科耗材精细化管理[J].江苏卫生事业管理,2020,31(9):1202-1204.

[109] 赵茜倩,于洪钊,孙燕楠.医耗联动综合改革背景下医院医用耗材成本管控探讨[J].中国医院管理,2019,39(10):65-66.

[110] 许冠吾,吴涛.SPD供应链下医院耗材收费规范研究[J].卫生经济研究,2016(12):54-57.

[111] 李斌,张红雁,陈燕旸,等.集团医院建立医疗设备供应商管理评价体系的探索[J].中国医疗设备,2006,21(4):21-22.